AF903521

Carl-Auer

Danièle Lonchamp

# Hypnotisches Zeichnen bei Enuresis

## Ein praktischer Leitfaden für die Arbeit mit Kindern und Jugendlichen

Aus dem Französischen von
Edith Schürkens und Siegfried Joel

2025

Mitglieder des wissenschaftlichen Beirats des Carl-Auer Verlags:

Prof. Dr. Dr. h. c. Rolf Arnold (Kaiserslautern)
Prof. Dr. Dirk Baecker (Dresden)
Sebastian Baumann (Mannheim)
Dr. Carmen Beilfuß (Magdeburg)
Dr. Michael Bohne (Hannover)
Prof. Dr. Ulrich Clement (Heidelberg)
Prof. Dr. Jörg Fengler (Köln)
Torsten Groth (Münster)
Reinert Hanswille (Essen)
Dr. Barbara Heitger (Wien)
Prof. Dr. Johannes Herwig-Lempp (Merseburg)
Prof. Dr. Bruno Hildenbrand (Jena)
Prof. Dr. Karl L. Holtz (Heidelberg)
Prof. Dr. Heiko Kleve (Witten/Herdecke)
Dr. Roswita Königswieser (Wien)
Prof. Dr. Jürgen Kriz (Osnabrück)
Prof. Dr. Friedebert Kröger (Heidelberg)
Tom Levold (Köln)
Dr. Dr. Kurt Ludewig (Münster)
Dr. Stella Nkenke (Wien)
Rainer Orban (Osnabrück)
Dr. Burkhard Peter (München)
Prof. Dr. Bernhard Pörksen (Tübingen)
Prof. Dr. Kersten Reich (Köln)
Dr. Rüdiger Retzlaff (Heidelberg)
Prof. Dr. Wolf Ritscher (Esslingen)
Dr. Dirk Rohr (Köln)
Dr. Wilhelm Rotthaus (Bergheim bei Köln)
Prof. Dr. Arist von Schlippe (Witten/Herdecke)
Dr. Gunther Schmidt (Heidelberg)
Prof. Dr. Siegfried J. Schmidt † (Münster)
Jakob R. Schneider (München)
Prof. Dr. Jochen Schweitzer † (Heidelberg)
Prof. Dr. Fritz B. Simon (Berlin)
Dr. Therese Steiner (Embrach)
Prof. Dr. Dr. Helm Stierlin † (Heidelberg)
Karsten Trebesch (Dallgow-Döberitz)
Bernhard Trenkle (Rottweil)
Prof. Dr. Sigrid Tschöpe-Scheffler (Köln)
Prof. Dr. Reinhard Voß (Koblenz)
Dr. Gunthard Weber (Wiesloch)
András Wienands (Berlin)
Prof. Dr. Rudolf Wimmer (Wien)
Prof. Dr. Michael Wirsching (Freiburg)
Prof. Dr. Jan V. Wirth (Meerbusch)

Themenreihe »Hypnose und Hypnotherapie«
hrsg. von Bernhard Trenkle
Reihengestaltung: Uwe Göbel
Umschlaggestaltung: B. Charlotte Ulrich
Umschlagmotiv: © Ulf K., Düsseldorf
Redaktion: Celine Eßlinger
Satz: Drißner-Design u. DTP, Meßstetten
Printed in Germany
Druck und Bindung: CPI books GmbH, Leck

MIX
Papier | Fördert gute Waldnutzung
FSC® C083411
www.fsc.org

CPI klimaneutral
Mehr Bäume. Weniger $CO_2$

Erste Auflage, 2025
ISBN 978-3-8497-0599-2 (Printausgabe)
ISBN 978-3-8497-8555-0 (ePUB)
© 2025 Carl-Auer-Systeme Verlag
und Verlagsbuchhandlung GmbH, Heidelberg
Alle Rechte vorbehalten

Das Original erschien unter dem Titel »Dessin hypnotique pour l'énurésie de l'enfant. Guide pour le praticien«. Die Übersetzung entstand in Übereinkunft mit Satas SA, Belgien.

Aus dem Französischen übersetzt von Edith Schürkens und Siegfried Joel

Bibliografische Information der Deutschen Nationalbibliothek:
Die Deutsche Nationalbibliothek verzeichnet diese Publikation in der Deutschen Nationalbibliografie; detaillierte bibliografische Daten sind im Internet über http://dnb.d-nb.de abrufbar.

Informationen zu unserem gesamten Programm, unseren Autoren und zum Verlag finden Sie unter: **https://www.carl-auer.de/**
info@carl-auer.de

# Inhalt

# Einleitung

Im Rahmen meiner praktischen Tätigkeit in der Pädiatrie habe ich im Laufe der Jahre dreierlei festgestellt:

- Wo auch immer auf der Welt die Behandlung stattfindet, die Etablierung einer guten Beziehung zur Familie und ihrem Kind ist unerlässlich und hat oberste Priorität.
- Wo auch immer die Behandlung stattfindet, es fehlt meist an Zeit. Man arbeitet immer unter Zeitdruck. Der humanistische, auf den Menschen bezogene Teil der Arbeit rückt in den Hintergrund.
- Um eine Heilung zu erreichen, muss der Patient seinen Körper, seine Erkrankung und sein Problem auf *seine* Art verstehen. Der Behandelnde ist Experte auf seinem Gebiet, der Patient Experte seiner selbst.

Hypnosetechniken präsentieren ausgezeichnete Lösungen für diese Dilemmata. In der Folge meiner Fortbildungen wurden sie zu einem festen Bestandteil meiner Arbeit. Diese Strategien – man kann sie auch als Werkzeuge bezeichnen – umfassen die therapeutische Kommunikation, die Gesprächshypnose und die formelle Hypnose. Tatsächlich sind Hypnoseprozesse allgegenwärtig, ohne dass das Wort »Hypnose« benutzt werden müsste.

In der Regel kommen zu mir Kinder, deren bisherige Therapien gescheitert sind, das heißt nach den Interventionen eines Allgemeinmediziners im öffentlichen Gesundheitswesen. Was das nächtliche Einnässen betrifft, führt der Allgemeinmediziner eine medizinische Diagnostik durch, schlägt – falls die Familie das wünscht – ein Medikament vor und übergibt das Kind in die Hände des öffentlichen Gesundheitswesens. Die ambulante Hilfe nimmt Kontakt zur Familie auf und gibt nichtmedikamentöse Ratschläge zum Umgang mit der Enuresis (abends weniger trinken, den Tag über mehr trinken usw.) sowie ggf. psychologische Unterstützung beim Umgang mit dem verschriebenen Alarmgerät, bevor und nachdem es geliefert worden ist. Wenn das alles »nichts bringt«, oder bei Rückfällen, schickt der Allgemeinmediziner mir das Kind zur »Hypnose«. Bei einigen Kindern stelle ich fest, dass es auch tagsüber zu minimalem Einnässen kommt, was zuvor verschwiegen wurde, weil es der Familie unangenehm und lästig war. Das ausschließliche Einnässen über Tag wird von Allgemeinmedizinern manchmal medikamentös angegangen, in Zusammenarbeit mit der ambulanten Hilfe, die mit Erlaubnis der Eltern eine Unterstützung im häuslichen und schulischen Rahmen ergänzend anbietet. Im Falle des Scheiterns der genannten Interventionen erhalte ich eine Anfrage zur Beratung mittels »Hypnose«. Aufgrund einiger Anpassungen in der Vorgehensweise bei kindlicher Enuresis kann ich inzwischen eine effektive Intervention für Kinder anbieten.

Die Behandlung der Enuresis mit Hypnose wurde 1975 von Karen Olness in einem Artikel vorgestellt. Die dort beschriebene Hypnosesitzung beginnt mit einer Induktion (Armlevitation, Fokussierung auf einen Punkt), gefolgt von direkten Suggestionen, in der Nacht im Bedarfsfall aufzustehen, und schließt mit einer Ich-Stärkung (für eine positive emotionale Stimmung am Morgen). Das Kind wird dazu eingeladen, diese Intervention jeden Abend vor dem Schlafengehen eigenständig und ohne elterliche Beteiligung und Unterstützung zu praktizieren.

Dan Kohen (2024) beschreibt seine hypnotherapeutische Intervention im Detail so: Beim ersten Treffen erklärt er dem Kind ausführlich die Funktionsweise seines Harnwegssystems sowie die Kommunikation zwischen Gehirn und Harnblase und fertigt eine entsprechende Zeichnung dieses Schemas an. Anhand dieser visuellen Hilfe wird eine formelle Hypnose eingeleitet mit der Einladung, ideomotorische Signale zu etablieren, gefolgt von direkten Suggestionen, die während der Trance auf die Zeichnung Bezug nehmen.

Im Hinblick auf die genannte Zeichnung schlage ich kleine Modifikationen gegenüber dem Modell von Kohen vor. Beim ersten Mal *entwickelt das Kind die Zeichnung* unter der Anleitung der Therapeutin und bringt seine eigenen Vorstellungen von der Anatomie zu Papier. Es konzentriert sich zunächst auf die allgemeine Funktionsweise des Harnwegssystems. Danach betrachtet es ganz genau die Stellen, an denen Störungen dazu führen, dass sich die Blase im falschen Moment am falschen Ort entleert, und schlägt Alternativen vor. Dies *visualisiert* das Kind in seinem Gehirn, in seiner eigenen Vorstellungswelt. Es *spricht seine eigenen Worte laut aus.* Es *zeichnet* mit einem Stift auf ein Blatt Papier das, was sein Gehirn entwirft. Mit dieser Technik aktiviert das Kind drei Wahrnehmungsbereiche: visuell, auditiv und kinästhetisch. Das Kind ist damit der Akteur seiner Veränderung.

Im Anschluss daran bietet die Therapeutin dem Kind eine kurze individualisierte und maßgeschneiderte Hypnosesitzung an. Dabei werden Hilfestellungen gegeben, um ein Erfolgserlebnis am Tage bzw. in der Nacht zu realisieren. Die Therapeutin verwendet dabei die Worte des Kindes *(kindspezifische Sprache)*. Zum Abschluss wird das Kind eingeladen, diese Erfahrung auf eigene Faust zu wiederholen (Selbsthypnose).

Diese Herangehensweise eignet sich für Kinder ab einem Alter von 8 Jahren. Jüngere Kinder werden in der Regel von einer Bezugsperson (Eltern, Pflege- oder Adoptiveltern) begleitet, Jugendliche kommen allein.

## Zu diesem Buch

Das Buch beschreibt eine typische Beratung, die mit der Vorgeschichte und dem Empfehlungsschreiben beginnt und mit den Worten des Kindes und seiner Familie endet, sobald das Problem gelöst ist.

Als Therapeutin weiß man, dass es im Gesundheitsbereich keine universellen Lösungen gibt. Wer die Methode nutzen möchte, wird gebeten, sie an seine Kultur anzupassen, an seine persönlichen Vorlieben, an seinen Geschmack und natürlich an das Kind, das vor ihm sitzt. Das Buch dient nur als Anleitung.

Der Einfachheit halber wird das Wort Kind für Kinder und Jugendliche genutzt.

Die Bezeichnung Therapeutin umfasst Ärzte, Psychologen, Psychotherapeuten und Praktiker aller Geschlechter, die mit medizinischer Hypnose vertraut sind.

Ansonsten wird aus Gründen der Lesbarkeit das generische Maskulinum verwendet, gemeint sind aber alle Geschlechter.

# 1 Enuresis – allgemeine Informationen

## 1.1 Definition

Als Enuresis wird der unfreiwillige und unbewusste Abgang von Urin bezeichnet, der über das normale Alter zum Erwerb der Blasenkontrolle hinausgeht (gewöhnlich bis zum Alter von 6 Jahren). Die Kinder drücken es perfekt aus: »Es läuft, es kommt einfach heraus.« Die behandelnde Person benutzt unter Umständen andere Begriffe, die die Familien verunsichern können. Der Urinabgang über Tag wird »Enuresis diurna« genannt, das Einnässen im Schlaf heißt »Enuresis nocturna«, d. h. »das Kind macht Pipi ins und im Bett« (Michel 2017, Kohen 2024).

Das Kind kann ausschließlich tagsüber oder nur nachts einnässen. Manche Kinder, die nachts ins Bett machen, sind auch tagsüber inkontinent, allerdings gehen oft nur einige Tropfen bzw. geringe Mengen in die Hose.

## 1.2 Medizinische Diagnostik

Das Wort »Enuresis« impliziert den Ausschluss von urologischen und neurologischen Erkrankungen oder anderen medizinischen Ursachen. Die Voraussetzung für die Diagnosestellung ist eine ärztliche Untersuchung bei einem Allgemeinmediziner oder einem Pädiater – abhängig vom Gesundheitssystem des jeweiligen Landes. Dieser Besuch umfasst u. a. eine Anamneseerhebung, eine körperliche und neurologische Untersuchung und eine Urinuntersuchung. Gelegentlich werden noch weitere, gründlichere Untersuchungen empfohlen, sollten Auffälligkeiten bei der Urinanalyse, bei der körperlich-neurologischen Untersuchung oder bei einer kombinierten Enuresis diurna et nocturna auftreten. Eine organische Ursache, eine »Pathologie«, tritt in 5 % der Fälle auf und erfordert eine spezifische Diagnostik und Therapie, die den Rahmen dieses Buches sprengen würde.

Die Verstopfung stellt ein unterschätztes Krankheitsbild dar, das häufig unterdiagnostiziert wird und zur Enuresis beiträgt. Sobald das Kind selbständig auf die Toilette geht, achten die Bezugspersonen nicht mehr auf den Ausscheidungsprozess ihres Kindes. Nach einer Weile wird das Kind mit einer chronischen Verstopfung ohne Enkopresis (Einkoten) eine seltene und schmerzhafte Entleerung als vollkommen normal betrachten oder sich schämen, seinen Bezugspersonen davon zu berichten. Es ist wichtig, dieses Krankheitsbild deutlich anzusprechen, bevor man sich an die Therapie der Enuresis begibt.

Sollten sich bei der Untersuchung der ableitenden Harnwege keine Auffälligkeiten ergeben (und keine Verstopfung bestehen), werden dem Kind und seiner Familie mehrere Interventionen vorgeschlagen (Michel 2017).

## 1.3 Ursachen

Über die Ursachen des Einnässens ist nur wenig bekannt, obgleich es keine Seltenheit darstellt. Die Symptomatik wird beschrieben als »unreife Blase« oder »hyperaktive Blase«. Emotionale Probleme können auslösende Faktoren sein (z. B. Trennung der Eltern, Geburt eines Geschwisterkindes, Umzug, Schuleintritt ...). Eine familiäre Vorbelastung ist nicht ungewöhnlich, aber nicht immer gegeben.

## 1.4 Konsequenzen

Die medizinischen und körperlichen Nebenwirkungen des Einnässens sind minimal und beschränken sich auf Irritationen der Haut im Genitalbereich. Dagegen sind die psychologischen und emotionalen Folgen wesentlich bedeutender, insbesondere ab dem Alter von 8–9 Jahren, wenn das Kind zunehmend ein Bewusstsein für seinen Körper entwickelt und autonomer wird. Manche Kinder empfinden Scham, Unbehagen, ein schlechtes Selbstwertgefühl und beklagen einen sozialen Rückzug inklusive verminderter Aktivitäten mit ihren Freunden.

Diese Auswirkungen sind aufreibend für Familie und Geschwister. Die Bezugspersonen sind häufig genervt und hilflos. Familiäre Aktivitäten wie Camping, Reisen oder Familienbesuche werden abgesagt oder finden nicht mehr statt.

## 1.5 Statistik der Enuresis nocturna

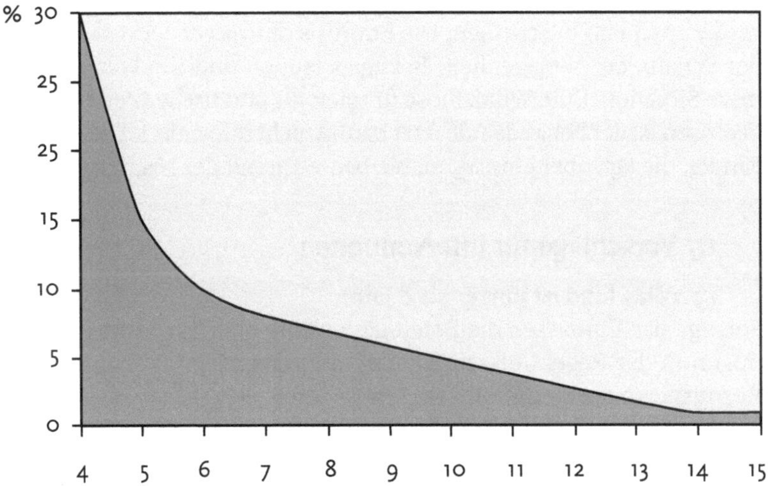


*Abb. 1: Prozentsatz der Kinder mit Enuresis in verschiedenen Altersstufen (Quelle: https://www.rch.org.asu/kidsinfo/fact_sheets/Bedwetting/)*

Das obige Diagramm zeigt, dass:

- 20 % der Kinder im Alter von 5 Jahren noch nicht »trocken« sind
- jedes Jahr 15 % der Kinder spontan trocken werden
- 3 % der Kinder bis zur Adoleszenz daran leiden.

Bei 1 % der 16–18-Jährigen besteht das Problem weiterhin.
Ein von Enuresis betroffenes Kind wird durch das Wissen, dass es mit seinem Problem nicht allein ist, entlastet. Die Tabelle zeigt ihm, dass es in seiner Schule in bester Gesellschaft ist und dass seine Mitschüler ihr Geheimnis genauso gut hüten, wie es selbst das tut.

Die Tabelle zeigt auch, dass das Kind das Recht hat, sich für das Nichtstun zu entscheiden, d. h., gar nichts gegen das Einnässen zu unternehmen; in einigen Tagen, Monaten oder auch Jahren wird es von selbst trocken werden. Aber mit ein wenig Training könnte es sein Ziel sogar schneller erreichen und die Statistik auf den Kopf stellen!

Während des Termins finde ich es sehr hilfreich, diese Tabelle bei der Hand zu haben. Sie ist eine gute visuelle Unterstützung.

## 1.6 Statistik der Enuresis diurna

Diese Statistiken finden sich selten in Studien, Veröffentlichungen oder medizinischen Zeitschriften. Die Enuresis diurna versteckt sich hinter der Scham, der Verlegenheit. Bezugspersonen und Kind akzeptieren diese Situation. Eine Windelhose fungiert als praktische Lösung. Infolgedessen ist der behandelnde Arzt häufig nicht informiert. Die meisten Kinder, die tagsüber einnässen, bleiben während der Nacht trocken.

## 1.7 Vorschläge für Interventionen

### 1.7.1 Das Kind ist jünger als 8 Jahre

Solange das Einnässen die Beteiligten wenig oder gar nicht stört, genügen in der Regel unterstützende und präventive Maßnahmen für Bezugspersonen und Kind.

Die Themenbereiche sind folgende:

- Wie können Bezugspersonen mit dem Kind so sprechen, dass es seine Frustrationen in den Griff bekommt, ohne seine Moral zu untergraben oder zu zerstören?
- Wie kann man eine positive Kommunikation zwischen Kind, Geschwistern und Familie anregen, ohne dass das Kind von seinen Geschwistern gehänselt wird (und das Hänseln durch die Geschwister beenden)?
- Wie kann man das Kind ermutigen, Verantwortung zu übernehmen (sich säubern, die Kleidung wechseln ...)?
- Wie kann eine positive Kommunikation mit der Schule hergestellt werden (Unterstützung beim Toilettengang etc.)?

Im Fall eines geringfügigen Einnässens tagsüber ist es wichtig, folgende Themen anzusprechen:

- Toiletten als Orte, an denen das Kind sich sicher fühlt, um sich zu entleeren (physische und emotionale Sicherheit)
- eine gute Position auf dem Toilettensitz, die Füße auf dem Boden oder auf einem kleinen Tritthocker
- behagliche oder unbehagliche Gefühle während des Toilettenbesuchs (Hautkontakt mit dem Toilettensitz, die Seife, der Geruch vom vorherigen Benutzer, das Raumspray, das Aussehen der Toilette, das Fenster, das Geräusch der Wasserspülung, die Vibrationen der Rohrleitungen, Stimmen von der anderen Seite der Wand ...)

- eine angemessene Zeit für den Toilettengang (Warteschlange vor der Tür in einer Großfamilie oder in der Schule)
- die Notwendigkeit, während der Entleerung ruhig und gelassen zu bleiben (Kind will meist schnell zur vorherigen Aktivität zurückkehren)
- und vor allem die Notwendigkeit, nicht bis zum letzten Moment zu warten, wenn die Blase »kurz davor ist überzulaufen«.

Medikamentöse Interventionen sind nicht erforderlich.

Alles in allem spielt die Zeichnung in der Kommunikation mit dem Kind und seiner Familie eine bedeutende Rolle im Rahmen der medizinischen Beratung. Wenn das Kind noch sehr jung ist (jünger als 5 Jahre), ist die Zeichnung mithilfe der Therapeutin sehr schnell mit einigen Strichen und Zeichen fertiggestellt (Kohen 2024). Die Zeichnung dient als visuelle Hilfe für die Bezugspersonen (Darstellung der Verbindung zwischen Blase und Gehirn). Ein aufgewecktes, kooperatives Kind zwischen 5 und 8 Jahren, das bereit ist, für sich selbst zu sorgen, trocken zu werden, um bei seinen Freunden übernachten zu können oder an einem Schulausflug teilzunehmen, profitiert gleichfalls von ebendieser Zeichnung in der Gesprächshypnose. Ein scheues oder ängstliches Kind wird dazu eingeladen, sich an Spielsachen oder am Malpapier zu orientieren.

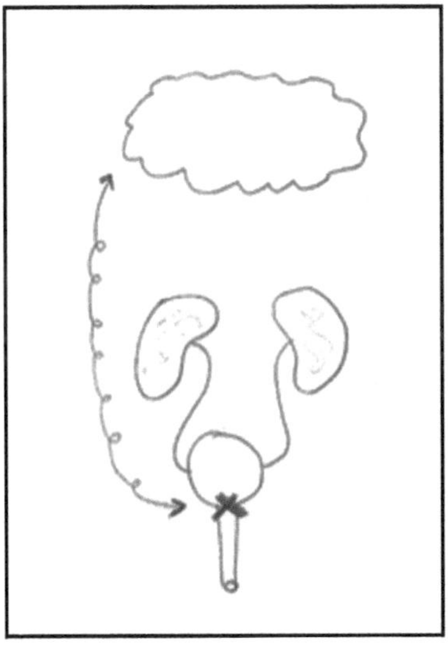

*Abb. 2: Zeichnung (von der Therapeutin angefertigt)*

Häufig bringt das Kind zur Unterstützung seines Sicherheitsgefühls ein Kuscheltier mit. Dieses Objekt ist ein integraler Bestandteil der Arbeit in der Sitzung. Die Therapeutin fragt nach dem Namen und heißt das Kuscheltier willkommen. Die Anwesenheit dieses Objekts und seine Kräfte werden gewürdigt. Folgender Satz kann helfen:

- *»Ich sehe, dass du ein bisschen Angst hast; das ist ganz normal ... Du kennst mich noch nicht ... Wenn ich an deiner Stelle wäre, würde es mir genauso gehen (Legitimation des Verhaltens). Du brauchst mir nicht zuzuhören. Während du spielst oder malst, wird dein Kuscheltier aufmerksam und wachsam bleiben. Es wird alles mitbekommen, sich an alles erinnern und dir davon erzählen, wenn du wieder zu Hause bist.«*

### 1.7.2 Das Kind ist älter als 8 Jahre

Wenn der emotionale Impact des Einnässens auf das Kind offensichtlich ist (im Regelfall ab einem Alter von 8 Jahren), ist wohlüberlegtes medizinisches Handeln angesagt. Die sogenannte »Standardbehandlung« umfasst Medikamente und Alarmgeräte. Diese Interventionen erfordern medizinische Überwachung und Kontrolle und werden zum Teil schlecht toleriert. Ihre Effektivität hält sich in Grenzen und ist meist enttäuschend (Michel 2017). Dem Kind wird durch diese Behandlungsmethoden vermittelt, dass es an einer Krankheit leidet, ein Problem hat, das es nicht selbst lösen kann.

Die medizinische Hypnose ist eine wirkungsvolle Alternative zur herkömmlichen Behandlung der Enuresis (Olness 1975). Kohen (2024) beschreibt das Schema des Harntrakts und seine Verbindung mit dem Gehirn. Er präsentiert es am Anfang der hypnotischen Sitzung, um dem Kind zu erklären, wie der Körper funktioniert. Lazarus (2014) schlägt dieselbe Art der Intervention in seinem Online-Programm zur Behandlung der Enuresis vor (selbstgesteuerte medizinische Hypnose). Bayne (2023) konnte jüngst in einer Studie nachweisen, dass diese selbstgesteuerte medizinische Hypnose sehr effektiv ist und besonders bei motivierten Kindern angewandt werden kann.

# 2 Vorabgespräch vor der Therapiesitzung

Wenn die Therapeutin eine Anfrage für Hypnotherapie erhält, sollte sie sich folgende Frage stellen:

- *»Was muss ich wissen, bevor ich das Kind kennenlerne, um die Behandlung in der Einzelarbeit mit dem Kind möglichst effizient zu gestalten?«*

Ein Gespräch mit der Familie ist dafür unentbehrlich und essenziell. Der verbale Austausch ermöglicht es:

- der Therapeutin, der Familie gegenüber zu versichern: *»Ja, ich habe die Überweisung / den Konsiliarschein*[1] *für das Anliegen ihres Kindes erhalten.«*
- den Bezugspersonen, sich idealerweise in der Abwesenheit des Kindes in einem sicheren Raum frei zu äußern: *»Ja, ich höre Ihnen zu.«, »Ja, ich stehe Ihnen voll und ganz zur Verfügung.«*
- die Informationen aus dem Überweisungsschreiben oder der elektronischen Akte des Kindes zu vervollständigen: *»Ja, ich werde Ihnen einige Fragen stellen, die mir erleichtern werden, Ihr Kind zu verstehen.«*

Die Therapeutin fokussiert sich aufs wohlwollende Zuhören und behält dabei die Vorgeschichte des Kindes im Hinterkopf.

Im Laufe des Gesprächs entwickelt sich peu à peu die therapeutische Allianz.

Das Gespräch kann auf folgende Art und Weise stattfinden:

1) **telefonisch** (wie in dem Krankenhaus, wo ich tätig bin): Der Vorteil dabei ist, mit den Bezugspersonen allein sprechen und ihnen genügend Raum geben zu können, um sensible persönliche Themen anzusprechen. Sie wissen, dass diese Unterhaltung rein informell ist.
2) **per Videokonferenz** (wird derzeit vermehrt eingesetzt): Dies bedarf erheblicher logistischer Vorbereitungen, die in dem

---

1 Hypnose wird in Deutschland nahezu ausschließlich privat liquidiert.

Krankenhaus, in dem ich arbeite, nur eingeschränkt verfügbar sind.

Diese beiden Alternativen bieten den Vorteil, dass die Familie nicht erscheinen muss und die Kontaktaufnahme in einem familiären, sicheren Kontext stattfindet, sodass rasch Informationen erhalten werden.

3) **in Präsenz:** Hier muss die Therapeutin klarmachen, dass es bei diesem ersten Treffen viele Fragen zu beantworten gibt; es geht um das Sammeln von Informationen. Eine zweite Sitzung wird zeitnah anberaumt, um die personenbezogene Arbeit zu leisten, sofern alle Beteiligten einverstanden sind. In Gegenwart des Kindes (und u. U. in Anwesenheit der Geschwister) können einige Fragen mit Scham besetzt oder unangemessen sein, was die Gefahr beinhaltet, dass Informationen verschwiegen werden.

Wir sollten uns darüber im Klaren sein, dass die Familie oder das Kind von der ersten Sitzung erwarten, »etwas anderes zu tun«, als tausend Fragen zu beantworten. Eine erste kleine Erfahrung mit Hypnose, die wie ein Spiel präsentiert wird, ermöglicht es, die Eintönigkeit dieses Austauschs zu unterbrechen und den Begriff und die Vorstellung von Hypnose zu entmythisieren. Bezugspersonen und Kind amüsieren sich und staunen über die Macht, die ihr Gehirn über ihren Körper ausübt. Diese Erfahrung ist oft der Wow-Moment, in dem Kind und Familie realisieren, dass ihr Gehirn in der Tat außerordentlich mächtig ist; es besitzt die Fähigkeiten, die erhofften und gewünschten Veränderungen zu bewirken. Die Therapeutin sät den Samen! Kinder erhalten über diese Erfahrung eine Vorstellung von ihren (noch nicht bewussten) Kompetenzen. Die aufgeweckteren fallen in dieser Übung in eine tiefe Trance. Einigen kann es schwerfallen, von dort ins Hier und Jetzt zurückzukehren, so sehr genießen sie es. Aber natürlich wissen sie, dass sie künftig jederzeit wieder an diesen Wohlfühlort zurückkehren können. Zurückhaltende und schüchterne Kinder hingegen werden sich hier weniger aktiv äußern. Dies vermindert aber keineswegs deren Fähigkeit, auf das hypnotische Zeichnen einzugehen. Diese Kinder drücken sich nur mit Worten nicht so stark aus, das ist alles.

Was gibt es also Besseres, um eine therapeutische Beziehung herzustellen, als so eine gemeinsame Erfahrung!

Es gibt dafür zahllose Möglichkeiten, begrenzt allein durch die Fertigkeiten der Therapeutin. Ich schlage häufig die »Magnetischen Hände« oder den »Lieblingsort« vor:[2]

- Die **Magnetischen Hände** sind leicht durchzuführen, stärken die Beziehung zwischen Kind und Bezugspersonen und zaubern ein Lächeln auf die Gesichter.
- Der **Lieblingsort** lässt sich ebenfalls gut in den ersten Besuch integrieren. Die Kinder verstehen das Konzept schnell; sie reisen wie selbstverständlich in ihren Tagtraum, z. B. während des Unterrichts oder bei den Mahlzeiten zu Hause. Es reicht, das Kind zu bitten, *»in seinem Kopf an einen Ort zu reisen, wo es ihm gefällt, wo es sich entspannt, wo es abgelenkt ist«*. Dank dieser vagen Andeutungen behält das Kind seine Freiheit, das zu tun, was es möchte. Ein wenig VAKOG macht die Erfahrung intensiver. Die Stärken und Lieblingsaktivitäten des Kindes müssen noch nicht bekannt sein. Die Ruhe gibt dem Kind den Raum, sich auf Schönes einzulassen.

Die erforderliche Zeit für das Vorabgespräch variiert zwischen 20 und 60 Minuten, abhängig von den Fragen, die die Eltern stellen. Gerade bei jüngeren Kindern ist es von Vorteil, wenn die Antworten kurz gehalten werden. Da im Jugendalter Beziehungs- und emotionale Störungen nicht ungewöhnlich sind, kann hier ein ausführlicheres Gespräch notwendig sein.

Einige Fragestellungen überlappen sich.

Die Reihenfolge der Fragen ist dem Verlauf des Gesprächs mit den Eltern anzupassen.

Die Worte der Therapeutin sind nachfolgend kursiv gedruckt.

## 2.1 Persönliche Vorstellung

- *»Guten Tag, Frau/Herr A. ... Ich heiße B. ... Ich habe die Überweisung von C. bezüglich Ihres Kindes erhalten. Ich würde Ihnen gerne einige Fragen stellen. Ist das in Ordnung für Sie?«*

2 Durchführung siehe Anhang.

## 2.2 Verständnis der Familie bzgl. der hypnotherapeutischen Beratung

- *»Sie wissen, worum es geht! Haben Sie Fragen dazu?«*
- *»Was sagen Sie zum ärztlichen Bericht über Ihr Kind (falls einer vorliegt)?«*
- *»Wie verstehen Sie Ihre Rolle/Aufgabe hierbei?«*
- *»Sind Sie nach wie vor überzeugt?«*
- *»Wünschen Sie diese Art der Intervention?«*
- *»Wonach suchen Sie genau? Und warum?«*
- *»Und warum gerade jetzt?«* (besonders bei Jugendlichen erfragen)
- *»Was hat Ihr Hausarzt Ihnen erzählt, was wir hier zusammen veranstalten werden? Was denken Sie darüber?«*
- *»Was hat Ihnen Ihr Hausarzt über die Intervention gesagt, die ich Ihrem Kind vorschlagen werde? Was denken Sie darüber?«*

Bevor man das Kind auf seinem Weg zur Lösung des Problems begleitet, muss zunächst klar sein, wo die Familie steht; sie muss die Möglichkeit haben, von ihren Problemen zu erzählen und sich gehört und verstanden zu fühlen.

Einige Familien ändern ihre Meinung im Nachhinein. Andere fühlen sich verunsichert oder unwohl mit den Formulierungen im Bericht des vorbehandelnden Arztes (falls vorhanden) oder zögern noch. Erklärungen können wortwörtlich Klarheit schaffen und verhindern einen überflüssigen, weil nicht gewünschten Termin.

In vielen Fällen versichern die Bezugspersonen, dass sie schon alles getan haben, ohne eine überzeugende und anhaltende Besserung erreicht zu haben. Das ist ein Notruf, die letzte Option mit einem kleinen Hoffnungsschimmer, quasi die Endstation eines endlosen Weges (metaphorisch). »Wir wissen nicht mehr weiter«, heißt es oft.

Manche Eltern sind sehr offen gegenüber dieser Art der Intervention. »Wir wollen keine Medikamente«, »Wir wissen, dass es sich um eine Blockade im Gehirn handelt, also um eine psychologische Ursache; mithilfe dieser Intervention wird unser Kind lernen, wie es die Blockade löst.« Manche Eltern haben selbst schon von Hypnotherapie profitiert oder kennen jemanden, der davon profitiert hat.

## 2.3 Diagnostik durch den behandelnden Arzt

Die Diagnose muss auf sicheren Füßen stehen.

- *»Glauben Sie, dass die bisher durchgeführten Untersuchungen vollständig sind? Sind Sie damit zufrieden?«*
- *»Wenn Sie mit Ihren Verwandten oder Freunden sprechen, ist dabei noch von anderen Untersuchungen die Rede, die Sie für notwendig oder sogar unerlässlich halten? Und warum?«*

**Solange die Bezugspersonen Zweifel an der Diagnostik haben, solange sie denken, dass ein Krankheitsbild vorliegt, das bisher noch nicht entdeckt worden ist, wird das hypnotische Zeichnen oder jede andere nicht medikamentöse Intervention nicht nur ineffektiv sein, sondern sogar schädlich für Kind und Familie.**

Die Bedenken der Familie müssen zu 100 % beseitigt sein, bevor der hier vorgeschlagene Weg beschritten wird. Das Kind kann trotzdem noch Zweifel haben. Nach all seinen Misserfolgen fragt sich ein Teil des Kindes vermutlich, ob irgendetwas in ihm nicht richtig funktioniert oder mit ihm nicht stimmt. Die Arbeit am Selbstwertgefühl ist Teil der nächsten Sitzung in Präsenz.

## 2.4 Problembezeichnung

- *»Wie nennt Ihr Kind das, was nicht klappt / was es stört / was es beunruhigt?«*

Manche Kinder benutzen bereits den medizinischen Begriff »Enuresis«. Die meisten sprechen allerdings von »(Pipi) ins Bett machen«, von »es läuft« oder »es fließt einfach«. Die Eltern thematisieren häufig das »große Unbehagen«, das ihr Kind empfindet, besonders zu Beginn des Jugendalters. Die von den Eltern gebrauchten Worte werden im Verlauf der Beratung aufgegriffen.

Ich erlaube mir zu erwähnen, dass es Therapeuten gibt, die gerne Begriffe wie »Angewohnheit«, »Automatismus« oder »Tatsache« anstelle von »Problem« benutzen. Wenn das Kind und seine Familie diese Wörter hören, wird ihnen bewusst, dass ein unbewusster Teil des Gehirns das Problem verursacht. »Ihr Kind macht nicht mit Absicht ins Bett!« – das muss den Eltern oft klargemacht werden. Diese Worte wirken erleichternd: Alle Beteiligten wissen, dass Angewohnheiten veränderbar und reversibel sind, und zwar mit ein bisschen Übung, inklusive der Expertise der behandelnden Therapeutin.

## 2.5 Verständnis der Familie im Hinblick auf das Problem ihres Kindes

- *»Was wissen Sie über Enuresis?«*
- *»Woher kommt Ihrer Meinung nach dieses Problem?«*
- *»Haben Sie Fragen?«*
- *»Haben Sie Sorgen oder Befürchtungen?«*

Oft machen die Eltern den tiefen Schlaf ihres Kindes für das Einnässen verantwortlich. Hier kann man auf die Vorteile eines tiefen Schlafs hinweisen, der ja gesund ist, und in dem Zusammenhang suggerieren, dass es möglich ist, trocken zu werden und gleichzeitig diesen *so guten tiefen Schlaf* beizubehalten. Manchmal sind die Eltern beunruhigt und befürchten, dass sie nachts aufstehen müssen. Was das Einnässen tagsüber betrifft, führen die Eltern oft an, dass ihr Kind die Nachricht der Blase, auf die Toilette zu gehen, bis zum letzten Moment (oder darüber hinaus) ignoriert, weil es so in seine augenblickliche Aktivität vertieft ist, oder dass es Angst hat, die öffentlichen Toiletten oder die der Schule zu benutzen. Letzteres wird auch Thema sein und bedarf manchmal zusätzlicher Interventionen.

An dieser Stelle kann man anführen, dass die Enuresis noch immer unzureichend erforscht und in Teilen unverstanden ist. Sie wird u. a. verstanden als Unreife des Zusammenspiels von Harnblase und Gehirn, wobei Angst in einigen Fällen auch ein Faktor sein kann. Folgende Sätze sollte man dann noch hinzufügen:

- *»UND, wie dem auch sei, das kriegen wir in den Griff ... UND es gibt Hoffnung ... Ihr Kind ist in der Lage, das Ganze zu ändern, und wird es auch.«*
- *»Das Gehirn Ihres Kindes ist sehr schlau; es weiß, wie es geht. Lassen Sie uns mit ihm zusammenarbeiten!«*

Auch hier sät die Therapeutin ihre Samen aus!

## 2.6 Familiäre Vorbelastung

- *»Gibt es andere Familienmitglieder, die an Enuresis leiden oder gelitten haben?«*
- *»Wie sind sie damit umgegangen?«*
- *»Wie hoch war der emotionale Einfluss der Enuresis auf diese Person(en)?«*
- *»Welche Interventionen sind benutzt worden?«*
- *»Ab welchem Alter war alles in Ordnung?«* (Alter bei der Problemlösung)
- *»Hat Ihr Kind davon etwas mitbekommen? Haben Sie mit ihm darüber geredet?«*

Das sind delikate und sensible Themen, über die Eltern nicht unbedingt in Gegenwart ihres Kindes sprechen wollen.

Eine auffällige Familienanamnese kann Schuldgefühle bei den Eltern auslösen. Wenn die Therapeutin ihnen versichert:

- *»Zur damaligen Zeit wussten auch wir nicht, wie wir Kindern dabei helfen könnten, sich selbst davon zu befreien. Aber nun weiß man, wie es geht«,*

spendet das Trost.

## 2.7 Einfluss des Problems auf die Familiendynamik

- *»Wie gehen Sie und die anderen Familienmitglieder mit all dem um?«*
- *»Wie verhalten sich die Geschwister Ihrem Kind gegenüber?«*

An dieser Stelle thematisiert man, ob und wie das Kind bestraft wird oder bestraft worden ist, wie die Bezugspersonen und andere Erwachsene reagieren (mit Frustration, Wut etc.) und wie die Geschwister reagieren (Spotten, Hänseln etc.).

Den Bezugspersonen fällt es leichter, sich dazu zu äußern, wenn sie sich gut aufgehoben fühlen. Sie trauen sich eher, negative Äußerungen und Gefühle dem Kind gegenüber anzusprechen, wenn es außer Hörweite ist. Hoffnungslosigkeit oder Frustration, dass es »immer so bleiben, sich niemals ändern wird«, sind an der Tagesordnung.

Andere Eltern wiederum empfinden Schuldgefühle, sobald sie erkennen, dass sie manchmal zu hart sind oder waren. Sie sprechen davon, »die Geduld zu verlieren«, »harte Strafen zu verhängen« oder »abstoßende, verletzende, demütigende Worte« zu benutzen. Wieder andere berichten von praktischen oder sogar finanziellen Schwierigkeiten im Rahmen des Wäschewaschens und -trocknens.

Die Therapeutin weiß, dass die Enuresis enorme Auswirkungen auf die Familie hat, so harmlos sie medizinisch und körperlich gesehen auch sein mag. Es ist wichtig, die o. g. Fragen zu stellen, die Familie »abzuholen« und ihre Sorgen ernst zu nehmen (*»Ja, die Enuresis ist ein Problem für die Familie!«)*. Danach beginnt die Therapeutin unverzüglich damit, die Familie dazu anzuregen, ihre Wortwahl zu ändern und passendere Bezeichnungen für das Problem zu finden, die auf eine Verbesserung bzw. positive Veränderung abzielen. Die Therapeutin kann vorschlagen, dass die Familienmitglieder sich korrigieren sollen, wenn sie in einem harmlosen Gespräch mit Bezug auf das Kind von »Enuresis« oder »Problem« sprechen oder sagen, das Kind mache noch ins Bett. Stattdessen könnte man es z. B. »dieses Problem von früher« nennen (unterschwellig: Das war einmal und ist nicht mehr).

Das Thema muss mit viel Bedacht behandelt werden, wenn es die Eltern beim gemeinsamen Präsenztermin ansprechen. Sobald das Kind diese negativen und abwertenden Worte hört, reagiert es schnell, insbesondere auf nonverbale Weise. Das will gut beobachtet werden, damit dem Kind Unterstützung angeboten werden kann. Wenn das Kind mit den Schultern zuckt, sich hinkauert, weint, wütend wird etc., kann die Therapeutin beruhigend eingreifen:

- *»Wenn ich an deiner Stelle wäre, würde ich dasselbe machen ... Dafür bin ich da ... um dir zu helfen.«*

Während des Face-to-face-Kontaktes spürt die Therapeutin häufig die Unbeholfenheit der Eltern gegenüber dem Kind und umgekehrt sowie die gemeinsame Hilflosigkeit. Um diese Situation zum Positiven zu wenden, um den Eltern die Schuldgefühle zu nehmen und das Kind in seiner Selbstwirksamkeit zu stärken, können die folgenden Worte an das Kind hilfreich sein:

- *»Du weißt es, ich weiß, dass du es weißt, dass deine Eltern dich sehr lieben. Und du weißt auch, dass sie, wenn sie könnten, das Problem,* *das du noch hast, schon längst gelöst hätten ... Aber sie können es nicht, weil es weder ihre Blase noch ihr Gehirn ist. Das sind beides deine. Während ich euch allen hier zuhöre, weiß ich, dass deine Eltern das Beste getan haben, was sie tun konnten, nämlich hierher zu kommen ... Denn sie wissen, dass ich einen besseren Weg kenne, Kindern zu zeigen, wie sie mit diesem Problem umgehen, wie sie es lösen können ... Und ich verspreche dir, dass du am Ende unseres Treffens gelernt hast und genau wissen wirst, womit du anfangen solltest, um dieses Problem in den Griff zu bekommen ... Von jetzt an, ab heute und ab heute Abend ... Bist du damit einverstanden?«*

## 2.8 Inter- und intrapersonelle Auswirkungen auf das Kind

- *»Welche familiären Unternehmungen fallen flach? Worauf verzichten Sie als Familie wegen der Enuresis?«*

Häufige Antworten sind: »Während der großen Ferien machen wir keinen Camping-Urlaub mehr« oder »Wir können die Großeltern nicht mehr besuchen, die so etwas nicht mehr dulden«.

- *»Was vermeidet Ihr Kind?« / »Worauf verzichtet es?« / »In welcher Hinsicht schränkt das Einnässen Ihr Kind ein?«*

Antworten, die man häufig hört, sind: »Es will sich nicht mehr mit seinen Freunden treffen« oder »Es will nicht mehr zur Schule gehen«.

- *»Wird Ihr Kind in der Schule gehänselt oder sogar gemobbt?«*

Diese Fragen versetzen uns in die Lage, depressive oder ängstliche Tendenzen bis hin zu Selbstverletzungen beim Kind aufzuspüren, wenn es ein sehr schlechtes Selbstwertgefühl hat. Einige Verhaltensmuster erfordern gezielte psychologische Interventionen (vor Therapiebeginn der Enuresis).

## 2.9 Bisherige Behandlungsmethoden

Obwohl diese Befragung methodisch erscheint, gibt sie der Familie die Botschaft, dass die Therapeutin das Problem ganzheitlich betrachtet:

»Ja, sie ist genau, sie betrachtet das Problem von allen Seiten.« Die Therapeutin zeigt Präsenz, ist aufmerksam gegenüber den Äußerungen der Familie, wobei sie die medizinischen Hintergründe im Kopf behält.

Die Therapeutin hat im Vorhinein zu klären, welche unterschiedlichen Interventionen und Methoden bisher angewendet worden sind:

- Reihenfolge der Interventionen: Windeln, Wecker, Reduzierung der abendlichen Trinkmenge, Wecken durch die Eltern während der Nacht, Medikamente etc.
- Dauer der einzelnen Interventionen
- Effekte (Erfolg oder nicht) und deren Dauer
- Ansichten der Eltern zu den Gründen für Rückfälle
- Akzeptanz von Behandlungsvorschlägen
- Grund für den Abbruch der jeweiligen Intervention.

## 2.10 Wie wird das Problem im Moment gehandhabt? – Status quo

Die Therapeutin fragt nach den jeweiligen Verantwortlichkeiten der Eltern bzw. des Kindes, sobald es eingenässt hat. Sie lässt sich das letzte Ereignis genau beschreiben, egal ob es tagsüber oder nachts passiert ist.

- *»Wer wechselt die Bettwäsche? Und wann?«*
- *»Versteckt das Kind die nassen Sachen?«*
- *»Wo kommen die nassen Laken hin? Und wer bringt sie dorthin?«*
- *»Wie reagiert Ihr Kind, wenn Sie es auffordern, sich zu waschen und seine Kleidung zu wechseln?«*

Falls die Eltern das Bett frisch beziehen und sich um die schmutzige Wäsche kümmern, stellt die Therapeutin folgende Fragen:

- *»Warum machen Sie das?«*
- *»Was passiert / würde passieren, wenn Sie es nicht machen?«*

Diese Fragestellung offenbart einerseits die Abhängigkeit resp. Unabhängigkeit des Kindes und andererseits mögliche Unstimmigkeiten zwischen Eltern und Kind. Das ist der passende Moment, um Veränderungsvorschläge zu unterbreiten. Weitere Vorschläge werden beim Präsenztermin bzw. bei der »richtigen« Therapiesitzung gemacht.

## 2.11 Das Naturell des Kindes

- *»Wie würden Sie mir Ihr Kind beschreiben?«*

Die Therapeutin erkundigt sich nach vorhandenen emotionalen oder psychischen Störungen beim Kind oder seiner Familie (Angst, Depression ...). Vor dem Besuch zu wissen, dass das Kind z. B. an Autismus oder ADHS leidet, ermöglicht es, die Kontaktaufnahme und Gesprächsführung an das Kind anzupassen. Die Eltern antworten z. B.:

- »Es ist ängstlich, ein bisschen wie ich.«
- »Es ist hart zu sich; es schlägt sich selbst auf den Kopf, wenn ihm ein Malheur passiert.«
- »Wenn es unter Stress gerät, verstummt es entweder oder es regt sich fürchterlich auf.«
- »Es ist sehr cool, locker; es kommt gut klar.«

## 2.12 Ressourcen des Kindes

Die Therapeutin fragt die Eltern nach den Ressourcen des Kindes.

- *»Welche Fähigkeiten und Begabungen hat es?«*
- *»Wofür kann es sich begeistern?«*
  - *»Mag es eine Sportart?«*
  - *»Ist es künstlerisch begabt?«*
  - *»Wer sind seine Helden?«*
  - *»Was macht es außerhalb der Schule?«*
  - *»Was macht es, um sich zu entspannen?«*

Dieselben Fragen sollten dem Kind bei seinem Besuch gestellt werden. Seine sportlichen, künstlerischen, imaginativen Fähigkeiten, seine Lieblingsautoren und -helden sind nützlich für die gemeinsame Arbeit und eignen sich gut dazu, in Metaphern eingebaut zu werden.

## 2.13 Therapeutisches Vorgehen: das hypnotische Zeichnen

Die Therapeutin schlägt das hypnotische Zeichnen vor und erklärt, worum es dabei geht. Folgende Erläuterungen können hilfreich sein:

- *»Ich werde Ihrem Kind helfen, sich mithilfe einer Zeichnung vorzustellen, wie es anders geht.«*
- *»Ihr Kind wird lernen, eine Veränderung herbeizuführen, indem es mit seinem Gehirn, seiner Vorstellungskraft und seiner Kreativität am Problem arbeitet.«*
- *»Mithilfe der Zeichnung wird Ihr Kind eine eigene Erklärung für das finden, was es stört, und »seine« Lösungen vorschlagen. Das Augenmerk liegt ausschließlich auf dem Harnwegssystem; dieses wird nach seinem eigenen Ermessen angepasst. Ihr Kind sorgt also selbst aktiv für die Veränderung.«*

Die Eltern dürfen alle Fragen stellen, die ihnen am Herzen liegen. Wenn das Wort »Hypnose« die Familie beunruhigt, ist es wichtig, ihnen zu vermitteln, dass die vorgeschlagene Intervention nichts mit Bühnenhypnose zu tun hat.

- *»Die Zeichnung ist mehr ein Spiel, sozusagen eine kleine Anatomiestunde, die das Kind selbst auf seine Art und mit Humor umsetzt. Ich leite das Kind nur an.«*

Einige Eltern haben bereits persönlich Erfahrung mit medizinischer Hypnose gemacht. War diese positiv, werden die Eltern dieser Intervention Vertrauen schenken. Im anderen Fall, wenn die Eltern eine unangenehme Erinnerung mit Hypnose verbinden, benötigt man vermutlich ein wenig mehr Zeit, um den Vorbehalten gegenüber dem hypnotischen Zeichnen entgegenzuwirken. Sind detailliertere Erklärungen gewünscht, kann die Therapeutin z. B. ergänzen:

- *»Das, was ich vorschlage, aktiviert einen Teil des Gehirns, den Ihr Kind regelmäßig nutzt … Wenn es vertieft ist in die Dinge, die es gut kann … Wenn es einen Film anschaut oder mit seinen Freunden im Internet spielt … Musik hört oder Gitarre spielt … träumt und Sie nicht zu hören scheint … Ihr Kind wird sich vorstellen, zu gewin-*

*nen, wie es ein Ziel verfolgt, wie es sich eine Strategie überlegt, wie es seine Finger auf die Saiten der Gitarre legt … oder auch … ganz einfach … Es wird in seiner Vorstellung irgendwo anders hingehen, sich wegträumen, ohne Anstrengung …«*

## 2.14 Rolle der Eltern während des Präsenztermins

Hier einige hilfreiche Informationen für die Eltern im Vorfeld des Besuchs mit Kind:

- *»Das Kind steht an erster Stelle und im Vordergrund. Es wird die eigentliche Arbeit leisten, es wird intensiv mitmachen, und ich werde sein Coach und seine Anleiterin sein.«* (leicht einbaubare Metapher: Trainer im Sportverein)
- *»Die Eltern sind willkommen und gern gesehen.«*
- *»Zunächst werde ich Ihrem Kind ein paar Fragen stellen, um es zu beruhigen, und es anschließend zum Hauptdarsteller machen. Wir werden seine wirklichen Wünsche klären und seine Rolle in Bezug auf die gewünschte Veränderung.«*
- *»Anschließend, während der intensiven Arbeit mit Ihrem Kind, könnten jüngere Kinder noch auf Ihre Anwesenheit angewiesen sein … Die älteren werden lieber allein arbeiten.«*
- *»Am Ende des Besuchs werden wir gemeinsam die Aufgaben jedes einzelnen für zu Hause klären und je nach Verlauf das weitere Vorgehen planen.«*
- *»Auf alle Fälle werden wir telefonisch oder per E-Mail in Kontakt bleiben. Rufen Sie mich einfach an, wenn Sie etwas beschäftigt.«*

## 2.15 Die Bitte um Erlaubnis, die Sitzung zu filmen

- *»Für meine berufliche Weiterbildung, meine Supervision und die Verbesserung meiner Arbeit mit Kindern nehme ich meine Gespräche auf. Würden Sie und würdest du mir das erlauben?«*
- *»Sie müssen sich nicht sofort entscheiden. Sprechen Sie gemeinsam in der Familie darüber. Beim nächsten Mal werde ich Sie noch einmal darauf ansprechen.«*
- *»Das ist keine Pflicht; die Arbeit mit Ihrem Kind ist die gleiche, ob wir filmen oder nicht.«*
- *»Danke für Ihr Einverständnis!«*

Sind die Familienmitglieder überzeugt, dass der Datenschutz eingehalten wird, stimmen sie in der Regel zu. Sie verstehen die Bedeutung der Aufnahme für die Medizinwelt.

Man kann auch eine reine Tonaufnahme anbieten. Ein Mobiltelefon dafür zu nutzen, ist einfacher und weniger aufwendig als eine Kamera.

Ich persönlich mache keine spezielle Aufnahme für die Durchführung der Selbsthypnose im häuslichen Rahmen.

## 2.16 Abschluss

- *»Danke für Ihre Aufmerksamkeit, danke für all diese Informationen!«*
- *»Möchten Sie noch etwas sagen, was für Sie von Bedeutung ist?«*
- *»Habe ich etwas vergessen?«*
- *»Ist für Sie alles klar?«*
- *»Sollten Sie weitere Fragen an mich haben oder mir weitere Informationen geben wollen, rufen Sie mich an oder schreiben Sie mir eine E-Mail.«*
- *»Wenn Sie einen Termin haben wollen, schlage ich Ihnen den … vor, wenn das für Sie möglich ist.«*
- *»Ich freue mich darauf, Ihr Kind kennenzulernen.«*
- *»Danke und bis bald!«*

**Merkkasten**

**Vorabgespräch vor der Therapiesitzung**

Das Vorgespräch mit der Familie bereitet den Boden für die Therapiesitzung mit dem Kind und kann in Präsenz, am Telefon oder in einer Videokonferenz stattfinden.

Auf diese Art wird die therapeutische Beziehung hergestellt, die unabdingbar für jede weitere Intervention ist. Dies bringt auch die wichtigen Informationen, die die Wirksamkeit der therapeutischen Arbeit und des hypnotischen Zeichnens erhöhen.

Im Gespräch werden unter anderem und in einer variablen Reihenfolge, je nach Verlauf, die folgenden Punkte abgedeckt:

1) Persönliche Vorstellung

2) Verständnis der Familie bezüglich der hypnotherapeutischen Beratung

3) Diagnostik durch den behandelnden Arzt
4) Problembezeichnung
5) Verständnis der Familie im Hinblick auf das Problem ihres Kindes
6) Familiäre Vorbelastung
7) Einfluss des Problems auf die Familiendynamik
8) Inter- und intrapersonelle Auswirkungen auf das Kind
9) Bisherige Behandlungsmethoden
10) Wie wird das Problem im Moment gehandhabt? – Status quo
11) Das Naturell des Kindes
12) Ressourcen des Kindes
13) Therapeutisches Vorgehen: das hypnotische Zeichnen
14) Rolle der Eltern während des Präsenztermins
15) Die Bitte um Erlaubnis, die Sitzung zu filmen
16) Abschluss

# 3 Die Therapiesitzung

Für den Präsenztermin mit Kind sollte man 60–90 Minuten einplanen.

## 3.1 Sitzordnung

Wo das Kind und seine Familie (falls anwesend) sitzen, will wohl überlegt sein, denn das Kind ist der Patient:

- Das Kind sitzt vorne, nahe am Schreibtisch (auf dem Papier und Stifte liegen).
- Die Familie sitzt versetzt neben und etwas hinter dem Kind.

Um es natürlich aussehen zu lassen, werden die Stühle im Vorhinein auf ihre Positionen gestellt.

Bei dieser Platzierung ist eindeutig klar, dass das Kind die Hauptperson ist. Das Kind hat direkten Blickkontakt zur Therapeutin. Die Bezugspersonen sind außerhalb seines Blickfeldes (somit aus dem Sinn und rasch vergessen). Um sie zu sehen, muss sich das Kind umdrehen. Die Therapeutin wiederum kann mit dem Kind arbeiten und gleichzeitig Sichtkontakt zu den Eltern halten. Wenn das Kind in seine Zeichnung und die innere Arbeit vertieft ist, lässt sich so ein nonverbaler Austausch mit den Bezugspersonen herstellen (Kopfbewegungen, Signale mit den Augenbrauen, Handzeichen), ohne das Kind abzulenken.

Beim Betreten des Therapiezimmers wird das Kind aufgefordert, sich als Erstes einen Platz zum Sitzen auszusuchen. Sollte das Kind sich für den Stuhl entscheiden, der am weitesten vom Schreibtisch entfernt ist, signalisiert ihm die Therapeutin auf humorvolle Weise, dass die ganze Arbeit an ihm, dem Kind, hängen bleiben wird und es deshalb am besten ist, sich nahe an den Schreibtisch zu setzen (vorgetäuschte Wahlfreiheit).

**Merkkasten**

Die strategische Sitzordnung zielt darauf ab, das Kind vorne am Schreibtisch zu platzieren.

## 3.2 Das Handy in der Behandlung

Das Handy hat sich zu einem allgegenwärtigen Utensil entwickelt, das aus dem Alltagsleben nicht mehr wegzudenken ist. Die Therapeutin besitzt sicherlich eines, das für die Aufnahme der Behandlungsstunde sowie für eine Fotografie der Zeichnung benutzt werden kann (sofern die Familie das erlaubt).

Die Bezugspersonen werden von mir nicht explizit gebeten, ihre Handys auszuschalten; das überlasse ich ihrer Verantwortung. In Ausnahmefällen muss eine Bezugsperson aus beruflichen Gründen erreichbar sein. Sollte das Handy tatsächlich vibrieren, entschuldigt der Angerufene sich und verlässt diskret den Raum, ohne dass die laufende Arbeit mit dem Kind unterbrochen wird.

Wenn mitten in der Behandlung das Handy klingelt, weil es nicht auf lautlos gestellt ist, wird das Gespräch automatisch angehalten. Die Stille, die dadurch eintritt, wiegt schwer. Die Botschaft liegt auf der Hand: Hat das Telefon Priorität? Ist es wichtiger als die Arbeit mit dem Kind? Die Therapeutin könnte nachfragen, *ob es ist nicht besser wäre, das Gespräch für heute zu beenden.* Die »Störung« ist schnell behoben, und die Behandlung wird wieder aufgenommen.

**Merkkasten**

Das Handy ist sowohl nützlich als auch störend. Der Besitzer ist dafür verantwortlich, es in den Ruhemodus zu schalten.

## 3.3 Arbeitsmaterialien

Stellen Sie dem Kind folgende Arbeitsmaterialien zur Verfügung:

- Blei- und Buntstifte
- Radiergummi (selten gebraucht)
- Anspitzer (selten gebraucht)
- eine Auswahl an Papier DIN A4 (weiß und farbig)
- Mappe für:
  - seine Zeichnung, falls es sie behalten will
  - unbeschriebene Blätter für eventuelle Korrekturen zu Hause.

Hierbei gilt es zu berücksichtigen, dass jüngere Kinder häufig Stifte mit unterschiedlichen Farben benutzen, Jugendliche hingegen arbeiten in der Regel lieber mit einer dunkleren Farbe. Im Allgemeinen wird helles Papier bevorzugt.

> **Merkkasten**
>
> Preiswerte Arbeitsmaterialien zur Verfügung stellen (Stifte, Papier).

## 3.4 Aufbau und Gestaltung der therapeutischen Beziehung

Sich dem Kind namentlich vorzustellen, sich gegenseitig kennenzulernen und auf eventuelle Fragen der Beteiligten zu antworten, nimmt in den meisten Fällen nicht mehr als 10 Minuten Zeit in Anspruch.

### 3.4.1 Die Vorstellung

Als Erstes bedankt sich die Therapeutin beim Kind dafür, dass es zu diesem »besonderen«, »außergewöhnlichen« Termin gekommen ist. Diese Worte wecken automatisch die Neugierde des Kindes.

Im Allgemeinen wird das Kind von mindestens einer Bezugsperson begleitet, meistens von der, die die Informationen im Vorgespräch geliefert hat. Kind und Bezugsperson stellen sich vor; noch besser ist es, das Kind zu bitten, den begleitenden Erwachsenen vorzustellen. Indem man ihm das Wort erteilt, fühlt sich das Kind sofort wertgeschätzt und an erster Stelle.

### 3.4.2 Die Begabungen des Kindes herausfinden

Das kann man auf tausenderlei Arten machen. Hier einige Beispiele:

- sich auf die Worte der Bezugspersonen beziehen, mit denen diese das Kind zuvor beschrieben haben, und das Kind bitten, dies ausführlicher zu erklären
- sich auf seine Kleidung oder andere Gegenstände beziehen:
  - Schuluniform (ob es während der Unterrichtsstunden kommt oder keine Zeit hatte, sich umzuziehen ...)
  - Sportkleidung (ob es nach der Sitzung zum Sport geht ...)
  - das mitgebrachte Spielzeug, Kuscheltier o. Ä.
- erfragen, was es machen würde, wenn es diesen Termin nicht hätte, was es am Wochenende unternimmt ...
- ganz einfach: »*Was kannst du am allerbesten?*«

Häufig ist das Kind zunächst erstaunt, dann angenehm überrascht. Vermutlich hat es nicht oft die Erfahrung gemacht, dass die Therapeutin (insbesondere wenn sie auch Ärztin ist) es nicht nur direkt anspricht, sondern ihm sogar das Wort erteilt und nach seiner Meinung fragt!

Während das Kind spricht und auf die Fragen antwortet, geht es automatisch in Selbsthypnose. Es ist (körperlich) im Behandlungszimmer anwesend, gleichzeitig aber (mental) auch irgendwo anders, weit weg, beim Fußballspielen, bei der Konstruktion einer Welt in Minecraft ... Diese kleinen Momente der Freude und des Vergnügens in seiner imaginären Welt erlauben es ihm, sich zu entspannen und loszulassen. Gefühle wie Scham, Zweifel, Argwohn oder Frustration, die beim Thema Enuresis auftauchen, werden nebensächlich oder verschwinden sogar. Dadurch wird das Kind empfänglicher für zukünftige Suggestionen.

### 3.4.3 Bevorzugtes Repräsentationssystem für die Kommunikation mit dem Kind

Während die Therapeutin dem Kind zuhört, identifiziert sie dessen bevorzugten Kommunikationskanal: visuell, auditiv, kinästhetisch ... ? Sie wird diesen Kanal im Verlauf der gesamten Sitzung benutzen, um den Austausch effizienter zu gestalten.

### 3.4.4 Frage nach dem Einverständnis für eine Videoaufnahme

Das vorherige Einverständnis der Bezugspersonen wird in der Sitzung aktualisiert. Falls das Einverständnis zurückgenommen wird oder nonverbale Signale auf Unbehagen hinweisen, wird von einer Aufnahme Abstand genommen. Eine Einverständniserklärung kann jederzeit zurückgezogen werden. Eine eventuelle Aufnahme wird dann gelöscht.

### 3.4.5 Bühne frei für Fragen aller Art

Mit einem Blick in die Runde zu fragen: »*Haben Sie noch weitere Fragen oder Anliegen auf dem Herzen?*«, bietet allen Gelegenheit, sich noch einmal zu äußern. Aus Sicht der Bezugsperson, die an der Vorbesprechung teilgenommen hat, ist in der Regel alles schon im Vorfeld geklärt worden. Im Gegensatz dazu benötigt die Person, die nicht teilgenommen hat, u. U. noch ein paar Erklärungen. Das Thema Hypnose wird sie sicherlich ansprechen und damit auch ihre Befürchtungen bezüglich dessen, was sie durch Medien und Bücher über (Bühnen-)Hypnose erfahren hat.

Eine einfache und effektive Methode, die medizinische Hypnose in wenigen Worten zu erklären, ist es, eine kleine Gruppentrance wie die **Magnetischen Hände** anzubieten. Alle können in ihren Händen die außergewöhnliche Kraft von Suggestionen, die das Gehirn kreiert, spüren, ein wenig wie Magie. Sie haben den Beweis, dass sie die Kontrolle über ihren Körper behalten, dass vonseiten der Therapeutin keine unerwünschten bösartigen Manipulationen zu erwarten sind. Diese kurze hypnotische Erfahrung erfolgt spielerisch; das Kind fühlt sich insofern beruhigt, dass die vor ihm liegende Arbeit Spaß machen wird.

### 3.4.6 Verabschiedung von Nichtbetroffenen

Nun werden die Familienmitglieder nach draußen geschickt. Eine Bezugsperson kann dabeibleiben, sollte das Kind das wünschen. Dann beginnt die eigene Arbeit des Kindes.

Die verbleibende Person sollte allgegenwärtig, aufmerksam, still, respektvoll und sich der tragenden Rolle des Kindes bewusst sein. Sie bleibt bewegungslos in ihrer eigenen Trance. Im Laufe der Sitzung kann ihre Unterstützung gefragt sein – von Kind oder Therapeutin –, vor allem bei jüngeren Kindern. Ich bezeichne diese Bezugsperson gerne als »Co-Therapeutin«. Ihre Rolle ist zweitrangig, aber trotzdem bedeutend. (Eine Metapher der Verfasserin: Die Therapeutin ist die Trainerin, die Bezugsperson die Co-Trainerin und das Kind der Spieler.)

**Merkkasten**

Der Aufbau der therapeutischen Beziehung schafft die Grundlage für das hypnotische Zeichnen.

Das Kind steht von vornherein im Vordergrund.

Das Kind stellt seine Begleiter vor.

Das Kind darf über seine Stärken und Vorlieben sprechen. Es geht dabei automatisch in Trance. Es ist dissoziiert, es befindet sich sowohl im Behandlungszimmer als auch an dem Ort, den es entwirft und beschreibt. Es empfindet Vergnügen daran, entspannt sich und wird offen für die Arbeit, die ihm im Anschluss präsentiert wird. Seine Worte offenbaren seinen bevorzugten Kommunikationskanal.

Die Genehmigung für eine Videoaufnahme wird erteilt oder auch nicht.

Jede Person darf Fragen stellen. Sobald alles geklärt ist, werden die anderen Familienmitglieder verabschiedet. Für die eigene Arbeit kann das

Kind eine Bezugsperson bitten zu bleiben. Jüngere Kinder fühlen sich manchmal in Anwesenheit einer Bezugsperson, auch Co-Therapeutin genannt, wohler. Jugendliche fokussieren eher, wenn sie allein sind.

## 3.5 Die Motivation des Kindes

Mit der Technik des hypnotischen Zeichnens übernimmt das Kind Verantwortung für sich. Seine eigene Motivation ist dabei unabdingbar. Man sollte sich vergewissern, dass primär das Kind eine Veränderung erreichen möchte, nicht die Eltern oder Bezugspersonen (was häufig der Fall ist bei Kindern unter 8 Jahren). Die Schlüsselfragen lauten:

- *»Wie kommt es, dass du heute hier bist?«*
- *»Was ist das Ziel deines Besuchs, was willst du ändern?«*
- *»Wie nennst du das, was dich stört ... wofür du dich schämst ... dieses Problem ... ich weiß nicht ... diese Angewohnheit, diesen Automatismus ... was dich hierher kommen lässt ... das, von dem deine Eltern wollen, dass du es in den Griff kriegst?«*

Es folgt eine kleine Pause.

Vielleicht ist es das erste Mal, dass das Kind die Gelegenheit hat, sein »Problem« unter einem anderen Blickwinkel zu sehen. Das Wort »diese/dieser/dieses« dissoziiert das Kind weg vom Problem. Es wird nicht mehr als »das Kind, das einnässt« gesehen. Das Wort »Angewohnheit« impliziert, dass es, wie bei allen Angewohnheiten, leicht ist, sie zu ändern, wenn sie nach einer gewissen Zeit keine Vorteile mehr bietet und nicht mehr gebraucht wird. Manchmal müssen diese Fragen in verschiedenen Variationen gestellt werden.

Nach einem kurzen Zögern und einem Blick ins Leere (peinlich berührt, verwirrt, evtl. gelangweilt) kommt fast immer die Antwort:

- »Ich mache Pipi ins Bett.«
- »Es läuft einfach.«
- »Einnässen.«

Das Kind antwortet nicht auf die Frage, was es ändern will, sondern spricht vollkommen selbstverständlich das Problem an, denn das

Gesundheitssystem basiert auf Problemen und Defiziten, darauf, »was nicht funktioniert«. Das ist es, was das Kind vonseiten des behandelnden Arztes oder der Bezugspersonen seit Monaten oder Jahren zu hören bekommt. Es reicht in diesem Fall aus, die Frage zu wiederholen, damit sich das Kind neu fokussieren kann.

- *»Was ist das Ziel deines Besuchs, was willst du ändern?«*
- *»Wenn du nicht mehr ins Bett machen möchtest, was möchtest du stattdessen?«*

Die Therapeutin ist auf der Suche nach Lösungen und einer positiven Veränderung in der Zukunft wie:

- »Ich möchte die ganze Nacht trocken bleiben.«
- »Ich möchte morgens in einem trockenen Bett aufwachen.«
- »Ich möchte nachts aufstehen, um Pipi auf der Toilette zu machen.«

Falls das Kind sagt: »Ich will nicht mehr, dass es einfach läuft«, dann formuliert die Therapeutin neu: *»Wenn du nicht mehr willst, dass es läuft, was willst du also stattdessen machen?«*, weil sie keine verneinende Antwort akzeptiert. Sie hinterfragt Antworten und macht gleichzeitig Lösungsvorschläge wie:

- *»Ich möchte rechtzeitig zur Toilette gehen, immer dann, wenn ich es spüre.«*
- *»Ich möchte sauber bleiben.«*
- *»Ich möchte, dass meine Unterhose trocken bleibt.«*

Das Wort »Enuresis« verwandelt sich mit der folgenden Frage:

- *»Wenn du keine Enuresis mehr haben willst, was willst du dann, was wünscht du dir stattdessen?«*

Häufige Antwort:

- »Ich möchte so sein wie alle, ganz normal.«

Diese vage Antwort reicht der Therapeutin nicht. Mit der Frage *»Wie, wie alle? Trocken? Was heißt das?«* erhält sie konkretere Angaben, die dazu dienen, das Kind zu einer positiven Veränderung anzuregen.

Die Antwort des Kindes ist oft in der Gegenwartsform formuliert, als ob die zukünftige Veränderung bereits in der Gegenwart stattfände.

Die Therapeutin achtet auf nonverbale Zeichen. Die Körperhaltung, ein gesenkter Kopf, ein zusammengesunkener Oberkörper sind Anzeichen großer Verlegenheit. Ein Flüstern ist nicht überzeugend. Wenn die Therapeutin die gleiche Frage mit leiser Stimme wiederholt *(spiegeln)*, antwortet das Kind oft mit einem Lächeln und mehr Betonung! Das Gehirn nimmt seine eigenen Worte umso leichter an, wenn es sie selbst mit lauter und überzeugender Stimme ausspricht und sie nicht von den Eltern, behandelnden Ärzten oder anderen aus dem Umfeld stammen.

Manchmal antwortet ein sehr junges, verlegenes oder schüchternes Kind nicht auf die Fragen. Es richtet seinen Blick unweigerlich auf die Bezugsperson, zuckt mit den Schultern, schlägt die Augen nieder oder murmelt: »Ich weiß nicht.« Dieses Kind sucht die Unterstützung der Bezugsperson.

Die Therapeutin antwortet daraufhin: *»Natürlich weißt du das!«* Falls das Kind darauf beharrt: »Nein, ich weiß nicht«, kann die Therapeutin hinzufügen: *»Denk mal nach ... Vielleicht gibt es einen Teil in deinem Gehirn, der weiß, warum du hier bist?«* Diese Frage wird fast immer mit »Ja« beantwortet.

Wenn das Kind immer noch nicht darauf reagiert, kann die Therapeutin fragen: *»Soll ich lieber mit deinen Eltern sprechen?«* (dieses Mal sagt das Kind wahrscheinlich »Ja« und wirkt erleichtert). Dann fügt sie hinzu: *»Aber wenn deine Eltern sich irren, kannst du sie dann bitte verbessern ... höflich natürlich?«* Eine Bezugsperson übernimmt jetzt das Reden. Sobald das Problem benannt worden ist, wendet sich die Therapeutin erneut dem Kind zu: *»Stimmt das, dass das manchmal passiert?«*. Selbst wenn es jede Nacht und jeden Tag passiert, sollte man nicht sagen »Du machst immer ... «, sondern, dass es »passiert«, und zwar nur »manchmal«. Die Therapeutin findet positive und ermutigende Worte, die beinhalten, dass eine Veränderung möglich ist. (Sie sät weiterhin Samenkörner, sie betreibt *Seeding*.)

Nachfolgend sind noch ein paar Beispiele für weitere interessante Fragen aufgelistet, die man in diesem Zusammenhang stellen kann – interessant und überraschend dahingehend, dass weder die Familie noch das Kind damit rechnen:

- *»Welchen Teil der Enuresis möchtest du behalten?«* (das Wort benutzen, mit dem das Kind sein Problem beschreibt)
- *»Was wird sich geändert haben, sobald das Problem gelöst ist?«*
- *»Was wirst du tun, sobald das Problem gelöst ist?«*
- *»Was wird in dir anders sein, in deinem Leben, sobald die Unterhose trocken bleibt?«*
- *»Wie wird sich das anfühlen, wenn das Problem erledigt ist, wenn der Pyjama oder die Bettlaken jeden Morgen trocken sind?«*
- *»Und warum möchtest du gerade jetzt etwas ändern?«*

Die Therapeutin sucht nach präzisen Antworten; sie erfragt spezifische, messbare, erreichbare, realistische und vom Kind zeitlich definierte Ziele, wie: »Ich möchte in den großen Ferien mit meinen Cousinen zum Campen fahren« oder »Ich möchte wieder zu den Pfadfindern, wenn die Schule anfängt, nicht wahr, Mama?«.

Das Kind hat drei Möglichkeiten, auf die o. g. Fragen zu antworten: Es möchte nichts ändern, es zögert noch oder es ist bereit, etwas in Bewegung zu setzen.

### 3.5.1 Das Kind sagt, dass es nichts ändern will (eher selten)

Die Therapeutin antwortet:

- *»Es ist sehr gut, dass du mir das sagst; niemand kann dich dazu zwingen, etwas zu ändern. Wenn du bereit bist, lass es mich wissen, und ich bin bereit, dir zu helfen.«*

Im Rahmen meiner Arbeit habe ich selten ein Kind erlebt, das dann aufsteht und den Raum verlässt oder einen Wutanfall bekommt. Im Allgemeinen zieht es sich in sich selbst zurück (die Arme vor der Brust gekreuzt, mit angespanntem Gesicht, verstummt, abwesender Blick ...). Es will nichts mehr hören UND hört trotzdem mit halbem Ohr zu. In genau diesem Moment macht man es auf eine Statistik aufmerksam, die ihm zeigt, dass es mit diesem Problem nicht allein auf der Welt ist und dass sich mit der Zeit alles gibt (»Spontanheilungen« von 15 % pro Jahr).

- *»Ich merke, dass es peinlich und quälend ist, über dieses Problem zu reden. Das ist vollkommen normal. Und du bist nicht der Einzige ... und du siehst ... du kannst diese Statistik schlagen. In dieser*

*Tabelle werden nur die Kinder und Jugendlichen berücksichtigt, die die Dinge einfach laufen lassen … Nämlich die, die noch nicht gelernt haben, das zu tun, was du in den nächsten Minuten lernen wirst …«*

Die Therapeutin beobachtet genau, wie das Kind auf diese Worte reagiert. Wahrscheinlich richtet es sich wieder auf, den Blick voller Neugier. Ja, es kann die Gegebenheiten ändern, mit ein wenig eigener Arbeit und mit Hilfe von jemandem, der es anleitet.

Man muss an den Gründen arbeiten, warum es seinen Harnverlust behalten will (intensives Mobbing in der Schule; Angst, woanders zu übernachten; nicht ins Pfadfinderlager fahren wollen …). Im Allgemeinen sind es nicht diese Gründe, die das Kind blockieren. Der eigentliche Grund ist ganz einfach und logisch: Bis zum jetzigen Zeitpunkt hat das Kind nur Misserfolge in der Behandlung erlebt. Seine Liste von dem, was nicht funktioniert hat, ist lang; es will sie nicht noch länger machen. Ein Teil von ihm weiß, dass, wenn es das nicht versucht, die Liste seiner Misserfolge nicht länger wird (geringes Selbstwertgefühl).

Das Kind benötigt einen körperlich und emotional sicheren Raum, um seine Meinung zu ändern und zu akzeptieren, dass »es schon weiß, wie man es macht«. Dieser Raum ist schnell geschaffen, indem man betont, dass seine Unterhose zumindest einmal am Tag trocken ist, »sogar«, während es hier im Zimmer mit der Therapeutin sitzt. Das Kind konzentriert sich auf das Hier und Jetzt, stellt fest, ja, meine Unterhose ist tatsächlich trocken, meine Haut fühlt sich wohl … Ich weiß also, wie es geht.

- *»Ich weiß, dass du schon weißt, wie es geht … Sag mir … jetzt, wo du es dir auf dem Stuhl gemütlich gemacht hast und wir in aller Ruhe miteinander reden … was ist mit deiner Hose … mit deiner Haut?«*

Während die Therapeutin ihm diese Frage stellt, schaut sie das Kind verschmitzt von oben bis unten an und zeigt mit dem Finger auf die Kleidung, die die untere Hälfte des Kindes bedeckt (Humor, Destabilisierung). Die Antwort des Kindes ist eigentlich immer gleich: »Es ist okay so, es läuft nicht.«

Die Therapeutin fügt humorvoll hinzu:

- *»Das will ich hoffen ... Kein Pipi auf diese Stühle! Gut so ... siehst du ... du weißt, wie es geht. Jetzt schauen wir uns mal an, wie du es schaffst, dass es läuft* (die Therapeutin wiederholt dabei bewusst die Worte des Kindes: spiegeln) – *und zwar im richtigen Moment und am richtigen Ort, wenn du musst. Ich werde dir dabei helfen.«*

Im Laufe dieses kurzen Austauschs bemerkt die Therapeutin vermutlich eine Änderung der nonverbalen Haltung des Kindes. Seine vorher infolge von Scham und Misserfolgen hängenden Schultern richten sich auf. Ein Lächeln macht sich breit, die Stimme wird kräftiger.

### 3.5.2 Das Kind zögert noch

Nach einer kurzen Pause kann sich die folgende Überlegung anschließen:

- *»Du entscheidest. Du kannst alles so lassen, wie es ist, oder auch nur einen Teil davon ... Genau bis zu dem Moment, an dem du es nicht mehr brauchst. Du weißt genau, dass das Einnässen nicht gefährlich ist ... nichts Ernstes für deinen Körper. Wenn du bereit bist, werde ich für dich da sein, um dir einen Weg zu zeigen.«*

### 3.5.3 Das Kind sagt, dass es bereit ist

Das Kind sagt, dass es sein Problem nicht mehr behalten, sondern alles davon loswerden möchte (die Worte des Kindes benutzen), und schaut dabei die Therapeutin ungeduldig an. Eine mögliche Antwort wäre:

- *»Sehr gut! Ich weiß, dass du die meiste Zeit schon weißt, wie man es macht; mit ein paar zusätzlichen Informationen wirst du es noch besser können, noch besser wissen, wie du tags und nachts auf die Toilette gehst und Pipi machst.«*
- *»Perfekt, legen wir los!«*

Wenn in der Familienanamnese nächtliches Einnässen vorkommt und die Eltern mit dem Kind gerne darüber sprechen wollen, kann die Therapeutin spielerisch darauf eingehen. Beispiel:

- *»Als ich letzte Woche mit deiner Mutter diesen Termin vereinbart habe, hat sie mir erzählt, dass dein Onkel bis 15 ins Bett gemacht hat. Du kannst also, wenn du willst, noch 3 Jahre warten* (Kind ist 12

Jahre alt), *weil es bei euch in der Familie liegt und quasi dazugehört* (genetisch bedingt)*; das wird sich von ganz alleine ändern ... Oder du kannst ihnen zeigen, dass du geschickter bist, dass du es in die eigenen Hände nimmst, dass du es schaffen kannst! Also viel früher trocken zu werden als dein Onkel!«*

Das ist eine Aufforderung, mit einem Spiel zu beginnen, eine Einladung zum Wettbewerb. Diese wenigen Worte sind für bestimmte Kinder sehr motivierend (die nonverbale Reaktion des Kindes beachten)!

**Merkkasten**

Die **Motivation** des Kindes ist ausschlaggebend.

Wenn es im Moment nichts ändern will, wird jede Intervention von außen wirkungslos sein. Das hypnotische Zeichnen kann unter diesen Umständen nicht stattfinden.

Ganz allgemein wünscht der größte Teil des Kindes eine Veränderung, aber ein Teil seines Gehirns hält das nicht für möglich, weil es bis jetzt nichts anderes als Misserfolge erlebt hat (die lange Liste an erfolglosen Verschreibungen, Maßnahmen und Empfehlungen durch behandelnde Ärzte und die Familie).

Sich auf den gegenwärtigen Augenblick zu konzentrieren (es ist trocken – das Problem besteht im Moment der Therapiestunde nicht), gibt ihm einen Funken Hoffnung: Eine Veränderung ist möglich.

Ein Kind mit Wettbewerbsgeist und familiärer Vorbelastung ist oft motiviert, das Problem früher zu lösen als das ehemals betroffene Familienmitglied.

## 3.6 Wie sich das Kind sein Problem erklärt (Enuresis nocturna)

Die Therapeutin stellt dem Kind folgende Frage:

- *»Wie siehst du das, was ist deiner Meinung nach der Grund für das Einnässen?«*

Oft ist das Kind davon überzeugt, dass der »zu tiefe« Schlaf der Grund für das nächtliche Einnässen ist. Denn das hat es immer wieder von seinen Bezugspersonen gehört. Manchmal ist das für es die Lösung:

der Wunsch, seinen Schlaf zu ändern, ihn »weniger tief« zu machen. Einige Kinder glauben auch, dass die Lösung darin besteht, nicht zu schlafen und dafür die ganze Nacht aufzubleiben. Technisch gesehen können sie dann gar nicht ins Bett machen. Diese Kinder geben zu, es »versucht« zu haben, aber – als Konsequenz daraus – nässen sie ein, wenn sie aufgrund des Schlafdefizits im Tagesverlauf einschlafen.

Es ist wichtig, die Überlegungen des Kindes und der Eltern anzuerkennen. An das Kind gewandt, fügt die Therapeutin hinzu:

- *»Ja, viele Eltern und sogar Ärzte glauben, dass eine Schlafstörung oder der Schlaf selbst die Ursache ist. Sie sagen: Das Kind schläft tief und fest. In der Tat ist das aber ein Vorteil; wenn du irgendwann in deinem Leben vielleicht an einer lauten Straße wohnst, z. B. in einer Großstadt, wo die Müllabfuhr mitten in der Nacht zu den unmöglichsten Zeiten vorbeikommt … oder in der Nähe eines Hauptbahnhofs, wird dich all dieser Lärm nicht stören.«* (Ein tiefer Schlaf ist ein Glücksfall!)
- *»Bist du damit einverstanden, viel früher als du dir vorgestellt hast zu lernen, total trocken zu werden?«* (Aussicht auf eine positive Zukunft und Steigerung der kindlichen Motivation)

Das Thema Schlaf kann man auch mit folgenden Fragen ansprechen:

- *»Schläfst du gerne?«*
  Die Therapeutin vergewissert sich, dass das Kind ruhig und sicher schlafen kann. Sie sucht nach realen oder in der Wahrnehmung des Kindes existierenden physischen Gefahren (Gewalt in der Familie, Haustiere, fremde Geräusche, Schatten, Phantome …) oder emotionalen Gefahren (Albträume …). In dem Fall sind andere Unterstützungsmaßnahmen erforderlich.
- *»Was genau machst du, wenn du schläfst?«*
  Diese Frage betont die Bedeutung eines »guten Tiefschlafs« aus einem anderen Blickwinkel. Ein kleiner Ausflug in die Neurowissenschaften kann ein Kind mit wissenschaftlichem Interesse begeistern.

  Im »Tiefschlafmodus« schläft das Gehirn nicht. Es ist hochgradig aktiv, erfüllt wichtige Aufgaben, und das, während Körper und Muskeln sich erholen, die Batterie sich auflädt. Der Körper wächst genau im richtigen Tempo, das Gedächtnis wird gefestigt und gestärkt, Erinnerungen werden abgespeichert, man träumt. Das Gehirn führt Reparaturen durch, um für den nächsten Tag besser gerüstet zu sein (metaphorisch: Aufräumen, regelmäßig programmiertes Scannen unseres Computers). Das Kind hat Spaß daran zu entdecken, wie sein ganzer Körper überhaupt funktioniert. Es ist beruhigt. Ein Problem, nämlich sein tiefer Schlaf, ist in Wirklichkeit kein Problem mehr; eine Sache ist geklärt, denkt es sich. Die Therapeutin bemerkt in der Regel die Erleichterung des Kindes an seinem nonverbalen Verhalten. Was das Kind während dieses Gesprächs mitteilt, wird für die Hypnosesitzung utilisiert.

- *»Du weißt schon ganz gut, wie man es macht; dein Gehirn funktioniert einwandfrei und ist sehr klug, nicht wahr?«*
  Die Therapeutin bereitet den *Yes-Set* vor; das Kind zeigt seine Zustimmung.
- *»Bist du einverstanden damit, weiterhin tief zu schlafen – das kannst du ja bereits gut – und dabei trocken zu bleiben?«*
  Dem Kind muss klar sein, dass sein tiefer Schlaf ein Vorteil, eine Ressource ist. Es soll seinen Schlaf so lassen, wie er ist, während es an dem Problem arbeitet. Mit dieser Frage nimmt man vorweg, dass es das schaffen kann (positive Erwartung). Das Kind ist immer damit einverstanden! (Der *Yes-Set* ist etabliert).

**Merkkasten**

Das Kind hält sich oft für verantwortlich für sein nächtliches Einnässen. Der tiefe Schlaf ist seiner Ansicht nach die Ursache – denn so wurde es ihm vermutlich immer gesagt.

Diesen Glaubenssatz gilt es aufzulösen. Es muss schätzen lernen, dass ein tiefer Schlaf ein Vorteil ist und ein Segen für seine Gesundheit. Sein Schlaf muss sich nicht ändern.

## 3.7 Dem Kind helfen, die Kontrolle über seinen Körper zu entdecken

*»Ich bin der Chef meines Körpers, meines Gehirns und meines multisensorischen Erlebens.«*

### 3.7.1 Auflistung der bisherigen Interventionen

Wie kann man dem Kind wieder die Kontrolle über seinen Körper geben?

Zunächst fertigt die Therapeutin mit dem Kind eine Liste mit all dem an, was alles schon gemacht, »versucht«, gefordert und verschrieben worden ist, durch Ärzte oder Erziehungsberechtigte. Diese Liste kann manchmal recht lang sein, vor allem bei Jugendlichen. Das vorherige Gespräch mit den Bezugspersonen dient als Orientierung.

Die Therapeutin schlägt vor:

- *»Lass uns gemeinsam einen Blick auf all das werfen, was man dir empfohlen hat, damit du nicht mehr ins Bett machst ... eine trockene Unterhose behältst ... Die Medikamente und all die anderen Sachen ...«*

Hier die häufigsten Interventionen:

- am Abend nichts mehr trinken
- Pipi machen – stoppen – Pipi machen – stoppen – Pipi machen – Blase leeren bis zum letzten Tropfen
- vor dem Schlafengehen auf die Toilette gehen
- Wecker auf eine bestimmte Uhrzeit während der Nacht stellen
- nächtliches Wecken zu einer bestimmten Zeit durch einen Elternteil, der das Kind auffordert, auf die Toilette zu gehen
- bestimmte Medikamente
- Kalender führen und Belohnungen
- Alarmgerät (z. B. Enutrain®, diverse andere Hersteller)
- Windeln tragen.

Das Kind berichtet häufig, das habe alles nicht funktioniert. Manchmal fügt es noch hinzu:

- Alarmgerät (Klingelhose): »laut«, »lästiges Anhängsel«, »Ich hasse es«, »Ich mache es aus, ohne meinen Eltern Bescheid zu sagen«, »eine Quälerei«, »nicht besonders schlau«. (Die Größeren: »Der Alarm nutzt nichts, denn er reagiert erst, wenn es zu spät ist« – eine gute Beobachtung, was man auch mitteilen sollte!)
- abends nichts mehr trinken: »Ich habe großen Durst«, »Ich trinke Wasser aus dem Wasserhahn, wenn ich mir die Zähne putze«, »Ich habe ein Glas Wasser in meinem Zimmer«.
- Kalender führen: »Das bringt gar nichts«, »Das ist was für Babys«.

- Schließmuskeltraining (Stop and Go): »Das mache ich nicht«, »Keine Zeit«, »Das vergesse ich«, »unpraktisch«, »Ich hab's eilig«.
- Windeln: »für Babys«, »unbequem«, »peinlich«, »Die sind dazu da, voll zu werden«.

### 3.7.2 Destabilisierung

Je länger die Liste all seiner Misserfolge wird, desto größer werden die Entmutigung und Hoffnungslosigkeit des Kindes (auf nonverbale Zeichen achten). Es quält sich, es leidet.

Nach jeder Nennung einer weiteren Intervention fügt die Therapeutin mit einem kleinen Lächeln hinzu: *»Perfekt, sehr gut, einverstanden! ... Und was noch?«*

Diese Intervention destabilisiert das Kind vorübergehend. Es ist ein bisschen verloren, verwirrt, überrascht und befremdet. »Die Therapeutin macht sich über mich lustig«, sagt es sich vielleicht.

Diese Art von Humor kann ersetzt werden durch Bestätigungen wie: *»Tatsächlich«, »Gut beobachtet«, »Genau«, »Ja natürlich«, »Du hast recht«, »Das ist richtig«, »Das ist wirklich peinlich«.*

Anschließend ergänzt die Therapeutin:

- *»Wenn ich du wäre, würde ich bei dieser langen Liste an Misserfolgen genauso denken wie du ... Nichts hat hingehauen ... Deswegen bin ich hier, um mit dir gemeinsam etwas zu finden, was dir wirklich hilft.«*

Bei dieser Herangehensweise haben wir es mit einer anderen Form der Destabilisierung zu tun. Die Mutlosigkeit des Kindes wird ernst genommen. Das Kind fühlt sich ratlos und trotzdem gehört. Es richtet seinen Blick auf die Therapeutin und erwartet ebenfalls Ratlosigkeit. »Aha ... Was will diese Therapeutin mir da sagen? ... Was kann sie mir anbieten?«, fragt es sich vielleicht. Damit öffnet sich das Kind für die kommenden Suggestionen.

### 3.7.3 Reframing

Im nächsten Schritt stellt die Therapeutin die Frage, die das Kind zurück in seinen Körper versetzt. Das Kind erwartet diese Frage nicht:

- *»Wer kennt deinen Körper am besten?«*

Es ist unabdingbar, nach dieser Frage einen Moment zu schweigen – eine Stille, die ganz schön lang erscheinen kann. Es ist die Aufgabe des Kindes, auf diese Frage zu antworten. Vielleicht ist es immer noch verwirrt und zeigt keine Regung. Diese nonverbalen Zeichen weisen darauf hin, dass es in seinem Inneren intensiv beschäftigt ist. Die Antwort, die man zu hören bekommt, lautet: »Das bin ich.« Wenn das Schweigen zu lange anhält, wird die Frage wiederholt; so kann man dem Kind deutlich machen, dass es an dieser Stelle unbedingt selbst antworten soll – nicht die Therapeutin, nicht die Eltern, nur das Kind selbst! Wenn die Antwort »Das bin ich« kommt, ist das genau der richtige Moment, um den geheimnisvollen und magischen Satz zu sagen:

- *»Sehr gut, genau, das bist nur du … Du bist der Chef deines Körpers.«*

Das ermöglicht es dem Kind, wieder die Zügel in die Hand zu nehmen. Oft wird das Kind dadurch entspannter, und ein Lächeln taucht auf seinem Gesicht auf. »Jetzt verstehe ich!«, sagt es sich vielleicht innerlich.

Manche Kinder schämen sich für die Körperteile, die mit dem Einnässen in Zusammenhang stehen. Hier einige Beispiele für neutrale, ungefährliche Fragen:

- *»Wenn deine Haut Gänsehaut kriegt, wer entscheidet darüber, der Haut einen Pullover anzuziehen?«*
- *»Wenn dein Mund Durst kriegt, wer entscheidet darüber, ihm Wasser zu geben?«*
- *»Wenn dein Bauch Hunger kriegt, wer entscheidet darüber, ihm etwas zu essen zu geben?«*
- *»Wenn deine Beine und dein Körper sich nachts bewegen, wer sorgt dafür, dass sie nicht aus dem Bett fallen?«*
- *»Wer stellt deine Füße genau so hin, dass der Ball direkt im Tor landet?«* (bei einem Kind, das Fußball spielt)

Wird mehrfach »Das bin ich« geantwortet, entspricht dies einem *Yes-Set*. Sollte die Antwort »Das bin ich?« mehr in Frageform oder mit leiser Stimme gegeben werden, reicht das nicht aus. Man stellt die Frage einfach ein weiteres Mal und wartet ab. Sobald die Antwort »Das bin ich« mit jedem Mal entschiedener wird, ist das Kind umso mehr davon überzeugt, der Chef seines Körpers zu sein. Die Therapeutin kann nun zur nächsten Phase übergehen.

### 3.7.4 Der Chef seiner Blase

Die folgende Frage lautet daher:

- *»Wo genau spürst du, dass es Zeit ist, Pipi zu machen? Du kannst gern mit dem Finger auf die Stelle zeigen, wenn das einfacher für dich ist.«*

Häufig zeigt das Kind schnell auf eine Stelle am Unterbauch oberhalb des Schambeins.

Manchmal zeigt das Kind auch auf seinen Kopf. Es hat einfach einen Schritt übersprungen! Dennoch muss seine Antwort präzisiert werden:

- *»Sehr gut ... Und sagt dir dein Gehirn auch, wo die Nachricht herkommt?«*

Daraufhin wird das Kind auf seinen Unterbauch zeigen.

Und die Therapeutin sagt:

- *»Alle Botschaften kommen beim Gehirn an, und du bist der oberste Chef deines Gehirns, also deines ganzen Körpers. Mit ein bisschen Training kannst du alles ändern, was du willst.«*

**Fazit: Das Kind erinnert sich daran, dass es Kontrolle über seinen Körper hat, und das Zeichnen kann beginnen.**

Die Therapeutin spricht die zuvor beschriebenen Worte klar und deutlich aus und sieht das Kind dabei an. Es folgt eine Pause. Diese Botschaft ist entscheidend für das, was nun folgt: Das Kind oder wenigstens ein Teil von ihm muss davon überzeugt sein, dass das, was die Therapeutin sagt, genau so der Fall ist.

**Merkkasten**

**Ich bin der Chef meines Körpers und meines Gehirns.**

Dem Kind die Kontrolle zurückzugeben ist unabdingbar.

Aufgrund all der bisherigen, fehlgeschlagenen Interventionen fühlt sich das Kind klein, fehlerhaft und machtlos.

Mithilfe dieser Liste aller Versuche, die im Auftrag der Bezugspersonen und Behandler unternommen worden und gescheitert sind, kann das Problem reframed werden. Die Lösung muss aus dem Kind selbst kommen.

> Indem man gemeinsam mit dem Kind erforscht, wie gut es schon auf seine körperlichen Wahrnehmungen (Hunger, Kälte ... ) reagiert und seine Körperteile beherrscht (aktuellen Lieblingssport nutzen ...), wird es vor vollendete Tatsachen gestellt. Ohne Frage ist das Kind der Chef seines ganzen Körpers und somit auch seiner Blase.
>
> Nur das Kind kann eine Veränderung in seinem Sinne erreichen – mithilfe einiger guter Ratschläge und ein wenig Training.

## 3.8 Das hypnotische Zeichnen

Nachfolgend ein Beispiel für eine Metapher, die dabei helfen kann, das hypnotische Zeichnen einzuführen:

*»Sie haben ein Problem mit Ihrer Heizung. In einem der Heizungsrohre ist ein Loch; ein Heizkörper bleibt kalt. Sie rufen Ihre Installateurin an. Sie wissen genau, dass sie in allem, was Rohre, Heizungen und Heizkörper angeht, Expertin ist. Sie können sich auf sie verlassen.*

*Sobald die Installateurin bei Ihnen ist, inspiziert sie den gesamten Heizungskreislauf und sieht Mängel, Fehlsteuerungen, Fehlfunktionen und defekte Bauteile.*

*Anhand einer kleinen Skizze zeigt sie die Probleme auf und macht Lösungsvorschläge.*

*Sobald die Fehler behoben sind, überprüft sie das ganze Heizungssystem auf Funktionsfähigkeit, bevor sie geht.*

*Sie überprüfen selbst noch einmal das System, dann bezahlen Sie die Rechnung.«*

Nun, wie kann man diese Metapher für das Kind und sein Einnässen nutzen?

Jedes Kind ist anders. Jedes Kind hat seine eigene Geschichte mit der Enuresis, seine Schwierigkeiten, seine Stärken, seine Fertigkeiten, seine Kreativität, seinen Wortschatz, seinen Humor; man muss sich dem Kind anpassen. Die Arbeit ist individualisiert – wie bei jeder Hypnotherapie.

Im Verlauf der nachfolgenden beispielhaften Interaktionen zwischen dem Kind und der Therapeutin sind einige Erklärungen, Beobachtungen und Hinweise für die Therapeutin *kursiv* dargestellt. Da die kognitive Entwicklung zwischen dem 8. und dem 16. Lebensjahr sehr unterschiedlich verläuft, machen diese Überlegungen nur dann einen Sinn, wenn man das Kind in eine der beiden Kategorien einordnet, die ich zum besseren Verständnis entwickelt habe:

- Das junge Kind **zwischen 8 und 12 Jahren**: Es taucht natürlicherweise viel tiefer ein in seine kreative Zeichnung, in das

»So-tun-als-ob«. Es steigt leicht in das Spiel mit der Therapeutin ein. Seine Zeichnung wird komplex und farbenfroh. Das Kind ist oft lebhaft bei der Sache.

- Das größere Kind (Adoleszent) **zwischen 13 und 16 Jahren**: Es ist zurückhaltender, introvertierter, sparsam mit Worten und Strichen. Seine einfache Zeichnung (einige Bleistiftstriche auf einem weißen Blatt Papier) ist genauso effektiv wie die des jüngeren Kindes. Auch die Therapeutin geht sparsam mit ihren Worten um.

### 3.8.1 Das hypnotische Gespräch

Mithilfe seiner Zeichnung wird dem Kind im hypno(therapeu)tischen Gespräch zunächst bewusst, wie sein Körper funktioniert, insbesondere die Verbindung zwischen seinem Harnwegssystem und seinem Gehirn. Es erkennt die Ursachen seines Problems und schlägt anschließend Modifikationen vor.

Die Zeichnung nimmt im Verlauf Gestalt an und ist maßgebend für das Gespräch: Dank ihr ist es, als ob das Kind in seinen Körper reist und dem Weg seines Urins folgt. Die Zeichnung sollte an dieser Stelle nicht interpretiert werden. Man muss sie so sehen, wie sie ist. Das ist die Vorstellung des Kindes von seiner Anatomie. Keine Analyse. Keine Bewertung vornehmen. Keine voreiligen Schlüsse.

#### Wie das funktioniert

> Hier als Beispiel der Fall von Emil: Er spielt gerne mit seinen Freunden Fußball. Er hat eine nächtliche Enuresis und macht manchmal tagsüber in die Hose, wenn er in sein Computerspiel (Minecraft) zu versunken ist oder wenn er Fußball spielt. Er bestätigt, dass er morgens in einem warmen und trockenen Bett aufwachen und sich den ganzen Tag lang wohl in seiner Haut fühlen möchte.

Diese erste Gesprächsphase beinhaltet die Entdeckung seiner Körperfunktionen: seine individuelle Anatomiestunde.

THERAPEUTIN Pipi – was ist das eigentlich?

*Dasselbe Wort wie das Kind benutzen.*

*Das Kind ist häufig verwirrt. In den meisten Fällen hat das Kind noch nie darüber nachgedacht.*

*Manchmal erweitert sich das Gespräch auf die »Pipimaschine« oder die »Pipifabrik« (die Nieren) und andere Körperteile wie z. B. das Herz, das »das Blut zu den Nieren pumpt« …* (Kohen 2024).

*Nur wenige Kinder benutzen die medizinischen Begriffe für all ihre Körperteile. Wenn das der Fall ist, kann man dem Kind dazu gratulieren (Ich-Stärkung).*

*Immer die Worte des Kindes übernehmen.*

THERAPEUTIN Das ist der flüssige Abfall des Körpers, das, was du nicht mehr brauchst.

*Ergänzung, falls das Kind nichts sagt und verwirrt erscheint.*

*Das Kind ist von diesem Gespräch gefesselt. Es hört reglos zu (hypnotische Trance).*

*Die Therapeutin kann eine Metapher einführen, die allen etwas sagt: die Küchenabfälle. In jedem Alter stellt das Kind leicht eine Verbindung her zwischen dem, was es von zu Hause so gut kennt, und den beiden Ausscheidungssystemen seines Körpers (Pipi und Kacka):*

- *Der Mülleimer unter dem Spülbecken in der Küche für den festen Abfall. Größe und Konsistenz der Abfälle sind optimal dafür. Wenn der Eimer voll ist, wird er in eine große Tonne geschüttet, die die Müllabfuhr an bestimmten Tagen leert (Stuhlgang/Kacka).*
- *Das Abflussrohr für die Beseitigung des Schmutzwassers unter dem Spülbecken für die flüssigen Abfälle, die in die Kanalisation fließen (Urin/Pipi)*

THERAPEUTIN Wie nennst du deinen flüssigen Abfall?

*Ein Moment der Stille, um dem Kind Raum und Zeit zu geben.*

KIND Urin.

*Die Kinder wissen, dass Ärzte das Wort »Urin« benutzen (oft hat das Kind eine »Urinuntersuchung« hinter sich).*

*Andere gebräuchliche Wörter des Kindes: Pipi, Pisse.*

THERAPEUTIN Wo wird der Urin gesammelt?

*Moment der Stille.*

THERAPEUTIN Manche Kinder nennen das Tasche, Sack, Ballon … Wie nennst du das, worin dein Pipi gesammelt wird?

*Falls das Kind nicht reagiert, ist eine kleine Hilfe nötig.*

*Pacing und Leading.*

KIND Die Blase

*Ein geläufiges Wort.*

*Andere Wörter: Sack, Tasche, Ballon, Beutel, Eimer, Kugel, Ball, Flasche, Kanister, Speicher, Gefäß, Behälter, Tank, Container.*

THERAPEUTIN Sehr gut ... Kannst du sie malen *(kleine Kinder)* / zeichnen *(größere Kinder)*? Wie sieht deine Blase für dich aus?

*Moment der Stille.*

*Das Kind kennt es nicht, während einer Sitzung zu zeichnen. Manchmal wirkt es wie erstarrt oder verloren für einige Sekunden.*

*Eine Pause und ein Moment der Stille sind erforderlich, um ihm Zeit zu lassen nachzudenken, zu antworten und zu handeln.*

THERAPEUTIN Erlaubst du mir, dass ich sie zeichne? Ist es dir lieber, wenn ich es mache? ... Aber nur unter einer Bedingung ... Du darfst dich nicht über meine Zeichnung lustig machen!

*Die nonverbalen Zeichen des Kindes können daraufhindeuten, dass es gleichzeitig verlegen und fasziniert ist: Es ist reglos, sein Blick bleibt vage, es atmet flach, die Schultern sind hochgezogen, vielleicht dreht es sich um, um zu schauen, ob der anwesende Elternteil ihm helfen kann.*

*Die Therapeutin macht den ersten Schritt mit ein wenig Humor. Das Spiel beginnt.*

THERAPEUTIN Weißt du, ich bin immer eine Null im Zeichnen und in Kunst gewesen, und auch im Fach Anatomie an der Schule für die Ärzte, der Universität *(ggf. das Wort Anatomie = Lehre vom Körper erklären)*.

*Eine kleine persönliche Information, die die Therapeutin dem Kind zukommen lässt.*

*Das Kind ist an diese Art der Interaktion in der Regel nicht gewöhnt, vor allem, wenn die Therapeutin eine Ärztin ist.*

*Überraschungsmoment.*

THERAPEUTIN Sieht sie ungefähr so aus?

*Die Therapeutin zeichnet ganz sachte einen Kreis. Wenn der Kreis fertig ist, behält sie den Stift in ihrer Hand und schaut das Kind an, ob es ihrer Version zustimmt.*

*Nach dieser Frage lächelt das Kind vielleicht (es denkt sich wahrscheinlich, sie ist wirklich schlecht im Zeichnen) und schüttelt den Kopf.*

*Die Therapeutin bemerkt nun eine Veränderung der nonverbalen Zeichen: Das Kind bewegt sich wieder mehr, atmet tiefer (vielleicht nach einem Seufzer), die Schultern entspannen sich, der Blick geht nach oben ...*

*Es entwickelt sich eine Allianz zwischen Kind und Therapeutin. Das Kind ist dadurch entspannter, ehrlich und offen.*

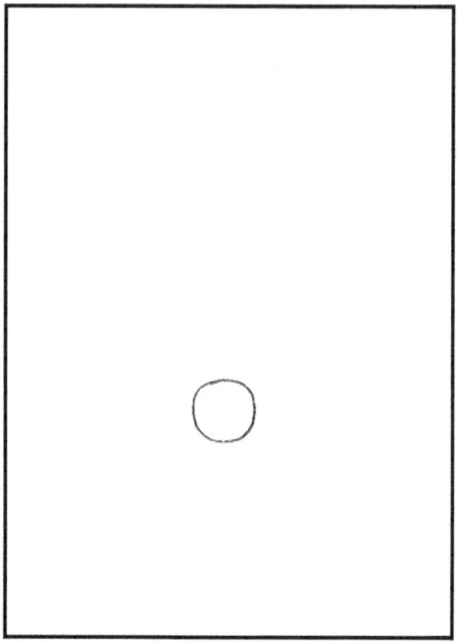

*Abb. 3: Zeichnung der Therapeutin (die Blase als Kreis)*

KIND Stimmt, du kannst überhaupt nicht malen. So geht das.

*Nonverbal drückt es seine Zweifel an den künstlerischen Fähigkeiten der Therapeutin aus: Aufrichten der Schultern, Verdrehen der Augen, ein tiefer Seufzer, eine Grimasse. Es nimmt den Stift (wenn es ihn der Therapeutin nicht sogar aus der Hand reißt) und zeichnet mit einem Lächeln sein eigenes Bild.*

*Mit Humor geht es weiter.*

*Ein geduldigeres Kind nimmt sich wahrscheinlich höflich einen anderen Stift, zeichnet sein Bild und, ohne es zu merken, behält den Stift im weiteren Verlauf in der Hand. Es ist aktiv!*

*Ein schüchternes Kind betrachtet die Zeichnung womöglich lächelnd oder unsicher und fragt sich, wo das alles hinführen soll ... Die Therapeutin gibt ihm Zeit (Stille) und legt ihren Stift auf den Tisch. Das Kind nimmt diesen oder einen anderen. Nachdem es seinen Teil der Arbeit erledigt hat, legt es den Stift zurück auf den Tisch. Dann richtet es seinen Blick auf die Therapeutin und wartet auf ein Zeichen der Zustimmung und der Zufriedenheit.*

THERAPEUTIN Ja, das sieht besser aus als meine! Vielen Dank!

*Komplimente geben.*

*Die Therapeutin bestätigt die Gefühle des Kindes, indem sie sie spiegelt (Seufzer, Schulterzucken, Augen verdrehen, Grinsen).*

*Komplizenschaft mit dem Kind.*

*Das Kind hat die Spielregeln verstanden.*

*Die Therapeutin ist auf Augenhöhe mit dem Kind. Sie sitzen sich »face to face« gegenüber. Beide können abwechselnd zeichnen, falls notwendig.*

*Sobald das Kind erst einmal den Stift genommen hat, muss die Therapeutin in der Regel nicht mehr viel oder gar nicht mehr zeichnen. Das Kind übernimmt die Führung.*

*In diesem Fall hat das Kind, ohne darum gebeten zu werden, kleine Wellen hinzugefügt und kleine Punkte in die Mitte des Kreises gemalt. Manchmal kann es auch eine horizontale Linie sein. Es wird sich seiner Blase bewusst, die weder überläuft noch komplett leer ist.*

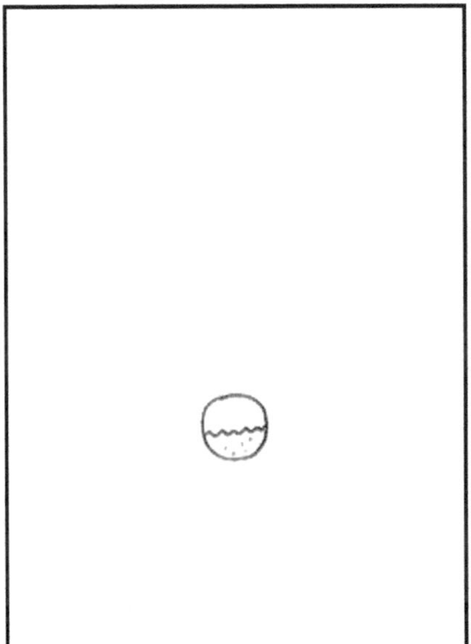

*Abb. 4: Zeichnung des Kindes (die Blase)*

THERAPEUTIN Kannst du das Wort mal schreiben?

*Die Therapeutin zeigt auf den Kreis, den das Kind gerade gezeichnet hat. Sie ermutigt das Kind, seine eigenen Begriffe auf das Blatt zu schreiben: das Kind als Akteur seiner Veränderung.*

*Diese Begriffe werden in den folgenden Schritten benutzt.*

*Hier hat das Kind das Wort »Blase« geschrieben.*

THERAPEUTIN Sehr gut.

*Immer wertschätzen, immer eine positive Rückmeldung geben.*

*Jüngere Kinder sowie diejenigen, die in der Rechtschreibung noch unsicher sind, brauchen ein wenig Hilfe. Die Therapeutin unterstützt sie dabei.*

*Manchmal dreht sich das Kind zu seinen Eltern um. In diesem Falle hilft ihm ein Elternteil. Beim Verschriftlichen kommender Begriffe wird die Therapeutin schneller eingreifen und helfen.*

*Orthografische Fehler werden nicht korrigiert, es sei denn, das Kind bittet darum.*

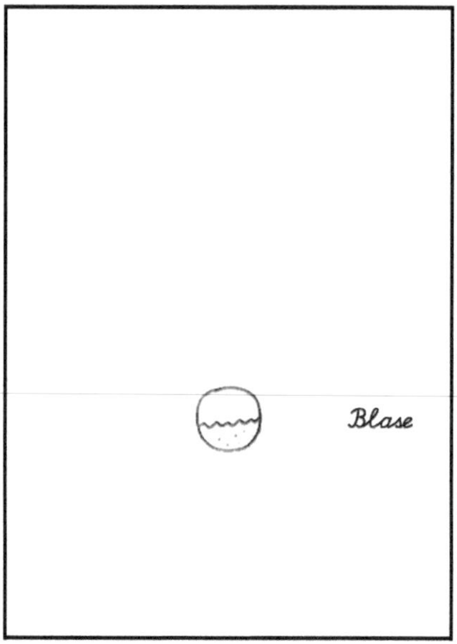


*Abb. 5: Zeichnung des Kindes (mit Beschriftung der Blase)*

THERAPEUTIN Wo kommt der Urin raus?

*Moment der Stille.*

THERAPEUTIN Manche nennen diesen Ort eine Röhre, einen Schlauch, eine Wasserleitung, einen Kanal, ein Leitungsrohr ... Und was sagst du dazu?

*Helfen, falls erforderlich.*

*Achtung: Manchmal ist Jungen diese Frage peinlich, da sie sich auf ihren Genitalbereich bezieht.*

KIND Röhre.

*Manche sagen auch »Penis«.*

THERAPEUTIN Sehr gut.

*Immer und immer wieder: Wertschätzung, Anerkennung, Stärkung des Selbstwertgefühls.*

THERAPEUTIN Ausgezeichnet. Zeichnest du es mal? Und wenn du möchtest, kannst du das Wort daneben schreiben ...

*Hier hat das Kind die Röhre gezeichnet, ohne das Wort hinzuzufügen.*

*Nicht alle Begriffe werden aufgeschrieben. Das Kind wählt aus.*

*Meines Erachtens ist das Verschriftlichen der Begriffe nur am Anfang von Bedeutung. Dadurch werden Orientierungspunkte zwischen den Kreisen und Linien gesetzt. Die Wörter verlieren im Verlauf der Therapiestunde an Bedeutung.*

*Manche Kinder haben am Schreiben Spaß.*

THERAPEUTIN Sehr gut.

*Die Therapeutin nickt anerkennend.*

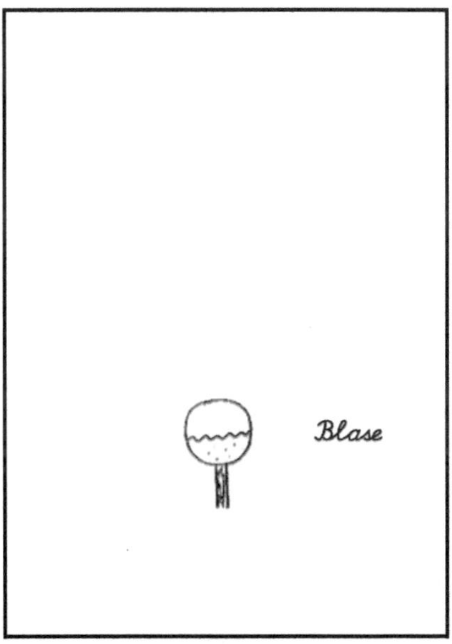


*Abb. 6: Zeichnung des Kindes (Blase und Harnröhre)*

THERAPEUTIN Jetzt gerade, wo du hier auf diesem Stuhl sitzt, läuft da etwa Urin auf meinen Stuhl und meinen Teppich?

*Die nonverbale Begleitung des Satzes ist hier sehr wichtig.*

*Mit einem Lächeln, einer Grimasse sorgt die Therapeutin sich um ihr Mobiliar, beugt sich vor und schaut unter den Stuhl des Kindes.*

*Spielerischer Humor.*

*Destabilisierung.*

KIND Nein.

*Manchmal ist das Kind verwirrt.*

*Oft gibt es ein großes Gelächter: Das Spiel geht weiter.*

*Achtung: Das Kind nicht beschämen!*

THERAPEUTIN Wie machst du das denn?

*Kurzes Schweigen notwendig.*

THERAPEUTIN Wie leerst du deine Blase, wenn du auf die Toilette gehst?

*Ein Kind, das etwas verloren erscheint, braucht eine Anleitung.*

*Die Therapeutin stellt dieselbe Frage, fügt aber einige Elemente hinzu.*

THERAPEUTIN Warum bleibt der Urin in deiner Blase, wenn du hier auf dem Stuhl sitzt, und warum läuft er, wenn du auf die Toilette gehst?

*Einen Moment der Stille zulassen, um ihm Raum in seiner inneren Welt zu geben.*

KIND Da ist ein Tor, das ist geschlossen. Das öffnet sich nur, um den Urin rauszulassen.

*Das Kind erklärt das hier mit einer Geste: Die Handfläche zeigt nach unten, die Hand bewegt sich horizontal hin und her.*

*Andere Begriffe, die von den Kindern verwendet werden, sind: Wasserhahn, Damm, Barriere, Ventil, Tür, Griff, Schloss, Schieber.*

*Vorschläge kann man dem Kind machen, wenn es von alleine keine Worte findet.*

THERAPEUTIN Sehr gut, gute Beschreibung. Kannst du es auf deine Art zeichnen?

*Wenn das Kind ins Spiel versunken ist, malt es spontan. Es konzentriert sich auf sein Harnwegssystem und dessen Komplexität. Es entwickelt ein inneres Bild, das es auf das Papier überträgt.*

THERAPEUTIN Sehr gut.

*Das Zeichnen begleitet die Therapeutin mit positiven, unterstützenden Worten.*

THERAPEUTIN Und danach … wenn die Blase geleert ist … was passiert dann?

*Die Details der Zeichnung erhöhen die Aufmerksamkeit.*

KIND Das Tor schließt sich direkt wieder, so.

*Das Kind wiederholt die vorherige Geste.*

*Oft erklärt das Kind gestenreich. Sein bevorzugtes Repräsentationssystem ist dann wahrscheinlich das kinästhetische.*

THERAPEUTIN Genau so.

*Das Spiegeln durch die Therapeutin ist eine Form von Bestätigung dessen, was das Kind erklärt.*

THERAPEUTIN Zeichnest du das mal? Sehr gut!

*Das Kind schreibt spontan das Wort »Tor«.*

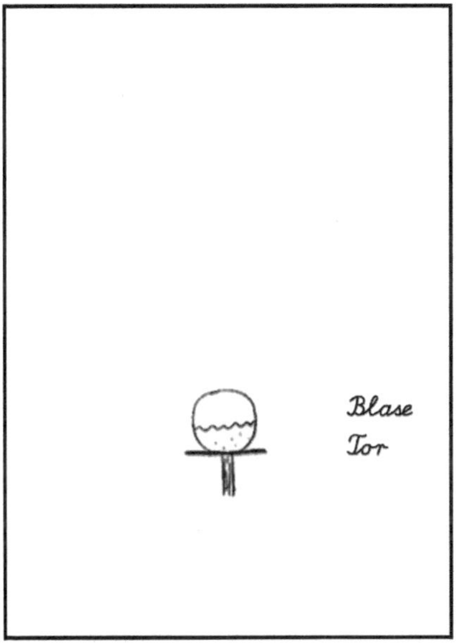


*Abb. 7: Zeichnung des Kindes (mit Schließmuskel)*

THERAPEUTIN Und wer kontrolliert dieses Tor?

*Die Therapeutin nimmt das Thema »Wer ist der Chef meines Körpers?« wieder auf.*

THERAPEUTIN Wer garantiert, dass das Tor gut funktioniert?

*Wenn das Kind erneut verwirrt ist, zeigt die Therapeutin mit dem Finger auf ihr Gehirn.*

*Ziel und Zweck ist es, das Kind seine eigenen Worte formulieren zu lassen.*

THERAPEUTIN Wo befindet sich der Computer, der dafür sorgt, dass sich das Tor »genau so« öffnet und schließt?

*Die Therapeutin macht dieselbe Handbewegung.*

*Sie greift den bevorzugten Kommunikationskanal des Kindes wieder auf.*

KIND Mein Gehirn?

*Eine Antwort in Frageform reicht nicht aus. Das Kind muss von seiner Antwort überzeugt sein und sollte sich selbst antworten hören in Form stärkender Affirmationen.*

THERAPEUTIN Was meinst du?

*Um eine Antwort in Frageform in eine affirmative Antwort umzuwandeln, wiederholt die Therapeutin die Frage und schaut das Kind dabei an oder fügt mit fragendem Blick hinzu: »Was meinst du?«, während sie mit den Schultern zuckt. Danach wird sie still und wartet auf eine andere Antwort.*

KIND Mein Gehirn!

*Die Therapeutin lächelt, nickt zustimmend mit dem Kopf und lässt die Schultern sinken.*

THERAPEUTIN Sehr gut! Und wer ist der Chef?

*Mögliche Synonyme: Meister, Boss, Mastermind, Großmeister, CEO, Direktor, Verantwortlicher, Leader, Kapitän, Manager, Dirigent, Gouverneur, Präsident, König, Kommandant etc. (je nach den Vorlieben des Kindes).*

- *Kapitän einer Fußballmannschaft oder eines Raumschiffs*
- *CEO für den leidenschaftlichen Minecraft-Spieler*
- *Mastermind für Fans von Fantasy -, Horror- oder Science-fiction-Filmen*
- *General oder Kommandant für Historikliebhaber.*

KIND Ich?

*Manchmal kommt die Antwort zögerlich und ähnelt eher einer Frage.*

*Die Therapeutin hat sich zu vergewissern, dass das Kind wirklich überzeugt ist. Sie verwendet dann dieselbe Technik wie oben beschrieben.*

THERAPEUTIN Ja, stimmt, du bist verantwortlich … du … nicht deine Eltern, nicht die Ärzte, vor allem nicht ich. Deine Eltern, deine imaginären Freunde, deine Helden und ihre magischen Kräfte und ich, wir können dir helfen. Letztendlich bist du aber für die nötigen Veränderungen zuständig, sobald du bereit bist.

*Das ist ein guter Zeitpunkt, um dem Kind erneut zu bestätigen: Eine Veränderung ist möglich. Es gibt Hoffnung!*

*Steigerung der kindlichen Motivation. Anders gesagt: »Nur du allein kannst es schaffen.«*

THERAPEUTIN Papa kümmert sich um seine Blase, du um deine – stimmt's? *(falls Vater anwesend)*

*Die Therapeutin wirft einen Blick zur anwesenden Bezugsperson. So kann man von Zeit zu Zeit auf deren Anwesenheit aufmerksam machen. Manchmal dreht sich das Kind dann für einige Augenblicke zur betreffenden Person um, die es bis zu diesem Zeitpunkt ignoriert hatte.*

*Einbeziehen der Bezugspersonen ins Spiel.*

THERAPEUTIN Kannst du mal dein Gehirn zeichnen? So, wie du es dir vorstellst ...

*Die Therapeutin ermutigt das Kind, sein Gehirn zu zeichnen und das Wort zu schreiben. Helfen, falls nötig.*

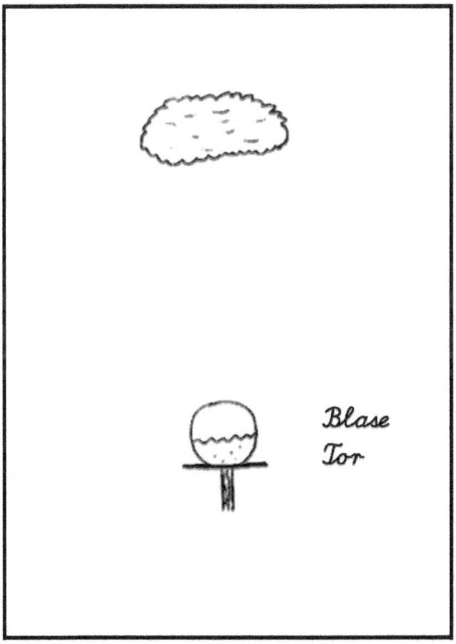


*Abb. 8: Zeichnung des Kindes (mit Gehirn)*

THERAPEUTIN Wie fühlt sich deine Blase im Moment an? Voll? Leer? Zur Hälfte voll? Fühlt die Blase sich gut? Will sie gerade geleert werden?

*Das Kind nimmt diese körperliche Empfindung wahr. Körperteile werden personifiziert.*

THERAPEUTIN Wenn du deine Blasenfüllung wie die Tankanzeige im Auto deiner Eltern sehen könntest, wie voll wäre dann deine Blase auf einer Skala von 0 bis 10? *(0 = leer, 10 = voll)*

*Einführung einer Skala, die sowohl den Füllstand der Blase als auch den Komfortzustand des Kindes bezeichnet.*

*Indem die Therapeutin ihren Zeigefinger in einem halbkreisförmigen Bogen bewegt, imitiert sie die Zeigerstellung der Tankanzeige, um »voll« und »leer« zu demonstrieren.*

*Alternative: eine Ampel:*

- *Grün: Ich fühle mich gut.*
- *Gelb: Achtung! Die Blase möchte geleert werden.*
- *Rot: Alarm/Warnstufe: Der Urin ist drauf und dran zu laufen!*

*Ist das Kind hierbei besonders engagiert, fügt es auf der Zeichnung oft spontan seine Skala hinzu.*

*Interessanterweise kommt es häufig vor, dass an dieser Stelle ein Elternteil oder sogar das Kind auf die Toilette gehen möchte. Vielleicht eine innere Erkenntnis?*

THERAPEUTIN Alles klar? ... Machen wir weiter ...

*Die Bezugsperson verlässt ggf. den Raum, um die Toilette aufzusuchen. Das Kind grinst, die Therapeutin auch. Das Kind sieht, dass sein Elternteil genauso funktioniert wie es selbst. Diese kleine Unterbrechung kann die Gelegenheit eröffnen, das Kind zu fragen, wie es sich in diesem Moment bei diesem persönlichen Gespräch fühlt. Meistens geht die Arbeit dann einfach ohne den Elternteil weiter, als würde dessen Abwesenheit kein Problem darstellen.*

THERAPEUTIN Alles klar? Hat alles geklappt? Das Tor gut geschlossen? Hervorragend!

*Wenn das Kind den Raum verlässt, haben die Eltern die Möglichkeit, sich ohne Scheu und Hemmungen zu äußern. Bei seiner Rückkehr ist die Fürsorge, die das Kind für seinen Körper und seine Blase aufbringt, zu loben.*

*Eine Überprüfung der »Tankanzeige« verstärkt sein bewusstes Erleben der inneren Empfindung.*

KIND Ja!

*Die Antwort des Kindes wird in der Regel von einem breiten Lächeln begleitet.*

*Es hat direkt nach dem Zeichnen seines Harnwegssystems eine positive persönliche Erfahrung gemacht: Verstärkung des Konzeptes » Chef des Gehirns, Chef des ganzen Körpers«.*

THERAPEUTIN Hach ... Das tut gut, oder?

*Die Therapeutin gibt einen tiefen Seufzer der Erleichterung von sich: das nonverbale Zeichen, das alle Kinder kennen – das angenehme Gefühl einer geleerten Blase.*

THERAPEUTIN Sehr gut ... Lass uns weitermachen ...

*Legitimität und Normalität dieser Empfindung zum Ausdruck bringen.*

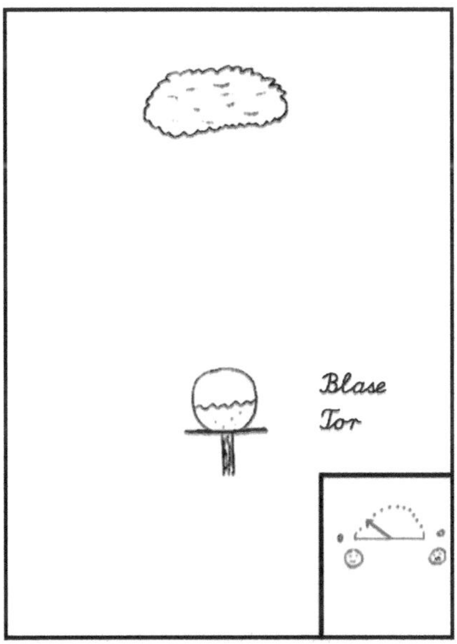


*Abb. 9: Zeichnung des Kindes (mit Tankanzeige)*

THERAPEUTIN Wie kommuniziert die Blase mit deinem Gehirn?

*Stille im Raum. Die Therapeutin lässt das Kind nachdenken.*

THERAPEUTIN Manche Kinder sagen, über Wellen ... übers Telefon ... einen Weg ... über Schienen ... eine Rohrleitung ...

*Falls das Kind zögert, macht die Therapeutin Vorschläge.*

*Die Therapeutin berichtet dem Kind, welche Begriffe andere Kinder benutzen.*

*Die Therapeutin macht nach jedem Begriff eine kurze Pause (....) und lässt dem Kind Zeit und Raum, um sein eigenes Wort zu finden.*

THERAPEUTIN In Wirklichkeit kann man das komisch finden ... Alles ist möglich ... in deiner Vorstellung ... Keine Ahnung ... Was meinst du?

*Die Therapeutin registriert die nonverbalen Zeichen des Kindes nach jedem vorgeschlagenen Begriff und reagiert darauf.*

*Andere häufig verwandte Bezeichnungen: Straße, Nervenbahn, Kanal, Kabel, Seil, Schnur, Leiter mit kleinen Männchen, die rauf und runter klettern, etc.*

KIND Ein Tunnel, durch den Wellen strömen.

*Auch hierbei haben Kinder häufig die Tendenz, den Mechanismus mit Handgesten zu beschreiben.*

THERAPEUTIN Oh ja! Zeichne das doch mal ... Und schreib das Wort hin, wenn du willst ... Sehr gut.

*Immer und immer wieder das Kind bestärken.*

*Bei Bedarf spiegeln.*

*Das Kind zeichnet und schreibt das Wort (oder auch nicht).*

*Jüngere Kinder haben die Tendenz, spontan zu zeichnen.*

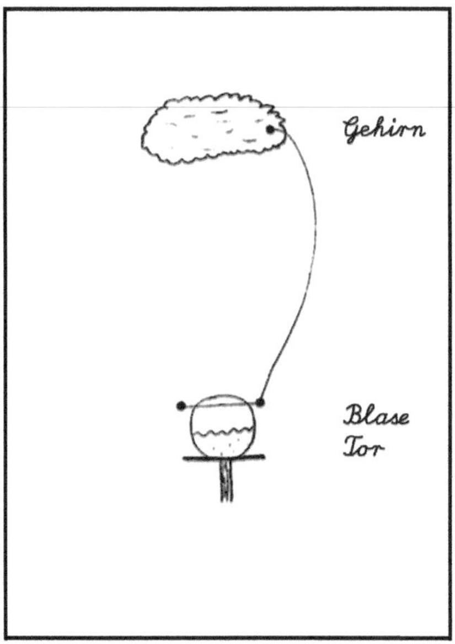


*Abb. 10: Zeichnung des Kindes (mit Verbindung zwischen Blase und Gehirn)*

Therapeutin Kannst du deine Hände und deine Füße mit ihren Verbindungen zum Gehirn dazu malen? Diese Körperteile sind auch sehr wichtig. Sie bringen dich zur richtigen Zeit zum richtigen Ort, um dort Pipi zu machen und die Blase zu leeren.

*Indem das Kind Details zur Zeichnung hinzufügt, taucht es tiefer in seine Vorstellungswelt ein.*

Therapeutin Kannst du auch noch genau den Punkt in deinem Gehirn dazu malen, wo die Wellen ankommen? ... Vielleicht auch noch andere Einzelheiten, andere Bereiche deines Gehirns ...

*Die Therapeutin macht Vorschläge: Bereich für Fußball, für Mathematik, für Erinnerungen an die großen Ferien, für Träume ... All das, was das Kind sich vorstellt, in seinem Gehirn zu haben.*

*Achtung: Jüngere Kinder steigen gern in das Spiel ein, während es Jugendliche in der Regel lieber schlicht und einfach haben.*

Therapeutin Möchtest du noch etwas hinzufügen?

*Dem Kind die Wahl lassen, Offenheit gegenüber der Kreativität des Kindes.*

*Wenn das Kind zufrieden ist, kann man es loben.*

*Wenn das Kind noch weitere Details hinzufügt, die ihm wichtig erscheinen (WC, Kleidung, anatomische Einzelheiten wie Gesicht oder Haare): dem Kind Zeit lassen, anschließend erneut loben.*

*Intensive innere Arbeit (gute Selbstwahrnehmung).*

Therapeutin Sehr gut. Ich erkenne an deinem breiten Lächeln, dass du Spaß hast ... Super! Was du alles kannst! Ja. Das bist wirklich du!

*Interessant ist, das Vergnügen beim Kind auf der nonverbalen Ebene zu registrieren, während es zeichnet: spiegeln und bestätigen.*

*Achtung: Diesen Schritt mit Jugendlichen eher überspringen; sie gehen häufig lieber zur nächsten Phase über.*

Therapeutin Bist du fertig?

*Zeit geben zum Zeichnen.*

Kind Ja.

*Loben.*

Therapeutin Sehr gut ... Komm, wir gucken noch mal zusammen ... wie du es so gut schaffst, dass dein Gehirn und deine Blase perfekt zusammenarbeiten.

*Die Therapeutin schaut sich die Zeichnung mit dem Kind zusammen noch einmal an.*

*Wenn das Kind voll bei der Sache ist, zeigt es wahrscheinlich auf jedes Detail seiner Zeichnung. Im Gegensatz dazu lässt ein zurückhaltenderes Kind vielleicht eher die Therapeutin auf die einzelnen Teile der Zeichnung zeigen und die Begriffe, die es benutzt hat, aussprechen. Meistens ist diese Interaktion dynamisch, jeder zeigt und spricht abwechselnd.*

*Ganz gleich, wie sich die Zusammenfassung gestaltet: Das Ziel besteht einfach darin zu resümieren, was das Kind geschaffen hat, und zu zeigen, dass die Therapeutin alles gut verstanden hat.*

*Stärkung der therapeutischen Beziehung.*

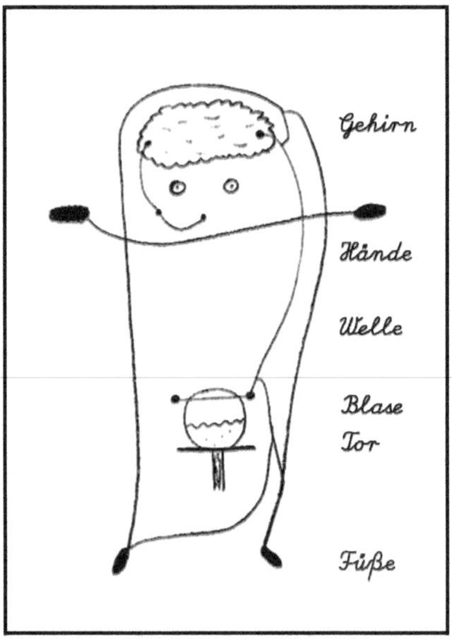


*Abb. 11: Zeichnung des Kindes (insgesamt)*

## Die Dysfunktion

Nachdem das Kind seine anatomische Zeichnung vollendet hat, kann es den Ursprung der Funktionsstörung seines Harntraktes erkunden. Die Arbeit erschließt sich aus der Betrachtung der Zeichnung. Manchmal fügt das Kind noch Details hinzu; oft ändert es nichts mehr.

THERAPEUTIN Lass uns jetzt mal schauen, was passiert, wenn es im falschen Moment läuft. Wo ist das Problem? Was passiert dann genau?

*Das Kind taucht in seine imaginäre Welt ein; man muss ihm dafür Zeit geben.*

*Stille ist unbedingt notwendig.*

THERAPEUTIN Sehr gut!

*Die Therapeutin kann das Kind anleiten, indem sie sukzessive auf jeden Teil der Zeichnung zeigt.*

*Sie beobachtet die Trancezeichen beim Kind: Blickdeviation, Fixierung der Haltung, Muskelstarre, Verlangsamung der Atmung (transitorische Katalepsie). Anschließend lobt sie das Kind. All das findet während der gesamten Übung statt.*

KIND Das Gehirn ist abgelenkt, es kommen zu viele Informationen auf einmal an.

*An dieser Stelle wirkt das Kind manchmal wie abwesend. Es ist in Trance, in einer spontanen Trance, wie sie häufig im hypnotischen Gespräch auftritt.*

*Die Therapeutin sollte diese Veränderung registrieren, um sie während des gesamten Gesprächs zu nutzen; sie spricht langsamer und leiser.*

*Spiegeln.*

THERAPEUTIN Gut zu wissen, sehr gut ... Und was noch?

*Bestärken.*

*Jedes Mal, wenn das Kind von einer Dysfunktion spricht, setzt die Therapeutin das Gespräch mit der Frage fort: »Und was noch?«*

KIND Der Tunnel ist zu eng, die Wellen sind zu klein.

*Je mehr Details das Kind liefert, desto mehr konzentriert es sich auf seinen Körper, desto eher wird die spontane Trance aufrechterhalten.*

THERAPEUTIN Ausgezeichnet ... Und was noch?

*Während das Kind nach weiteren Details sucht, konzentriert es sich intensiv auf seinen Körper (Deepening/Vertiefung).*

*Ein Moment der Stille – dem Kind Raum geben für seine Erzählung.*

KIND Das ist alles.

THERAPEUTIN Sehr gut ...

*Die Therapeutin registriert, dass das Kind den Trancezustand verlässt: Änderung des Blickverhaltens, der Atmung, der Haltung, der Stimme; es streckt sich.*

THERAPEUTIN Ausgezeichnete Arbeit ...

*Die Therapeutin passt sich an diese Veränderung an (Pacing) und gibt dem Kind dann ein wenig Raum (Stille).*

*Vermutlich schaut das Kind dann erstaunt und lächelt breit. Es ist überrascht, wie einfach die technischen Probleme seines »Leitungssystems« sind. Alles scheint plötzlich nicht mehr so unüberwindbar wie noch bis vor ein paar Minuten der Fall! Es handelt sich schlicht und einfach um kleine mechanische Probleme und kleine Hindernisse in der Kommunikation zwischen Gehirn und Blase. Das ist überschaubar und machbar.*

*Das Kind unterscheidet während dieses verbalen Austauschs nicht zwischen einem Problem, das tagsüber besteht, und einem, das es nachts hat (künstliches Problem durch Behandelnde induziert).*

*Der Ablauf des Prozesses bleibt derselbe, egal wann der Abgang des Urins stattfindet.*

**Was zu tun ist**

**Das ist der wichtigste Teil der Sitzung. Das Kind ist für diesen Prozess verantwortlich und zuständig (*Leading*), die Therapeutin bleibt Zuhörerin (*Pacing*).** Jede Lösung ist gut. Die Therapeutin hört dem Kind aufmerksam zu und befindet sich ebenfalls im Trancezustand.

Die Zeichnung eines fantasiereichen Kindes, das in seiner imaginären Welt aktiv unterwegs ist (ein Kind, das als »sehr suggestibel« bezeichnet wird), wird nun wahrscheinlich ergänzt werden. Manchmal sind die vorgeschlagenen Verbesserungen sehr anspruchsvoll. Das Blatt Papier wird vollgemalt und ist zu klein. Das spielt aber keine Rolle: Das ist die Logik des Kindes, seine Lösung, die Vorrang hat. Es benutzt nach Lust und Laune so viele Blätter, wie es braucht. Papier ist genug vorhanden, es liegt in ausreichender Menge in Reichweite des Kindes auf dem Tisch.

Die Zeichnung eines Jugendlichen bzw. eines schüchternen, introvertierten Kindes bleibt tendenziell unverändert. Sie reden vermutlich nur das Nötigste. Das beeinträchtigt die Effektivität der Methode aber nicht im Geringsten.

Die fiktive Sitzung mit Emil setzen wir jetzt fort (wobei er an seiner Zeichnung nichts mehr verändert). Die **fettgedruckten** Satzteile sind die Schlüsselworte des Kindes, die im anschließenden Schritt von der Therapeutin wieder aufgenommen werden. Einige Wörter der Therapeutin sind in MAJUSKELN geschrieben: Diese bitte besonders betonen.

THERAPEUTIN Nun, was schlägst du vor? Du bist der CHEF deines Gehirns und deiner Fantasie. Alles ist MÖGLICH, nicht wahr?

*Stille ist zwingend notwendig während dieses Prozesses.*

*Das Kind muss seiner blühenden Fantasiewelt Vertrauen schenken. Weder das Kind noch das, was es sagt, werden beurteilt.*

*Die Therapeutin lächelt und ist beeindruckt von allen Lösungen, die das Kind vorschlägt; sie steigt in das kreative Spiel des Kindes ein.*

*Zugang zur endlosen Welt der Möglichkeiten!*

THERAPEUTIN In deinem Spiel Minecraft … welche LÖSUNGEN sind da möglich? Was könnten dir deine Freunde, dein Avatar, deine Helden vorschlagen?

*Wenn das Kind zögert oder nicht weiß, wie es anfangen soll, gibt die Therapeutin ihm einen kleinen Anstoß. Sie spricht seine Hobbies und Leidenschaften an, all das, was das Kind zu Beginn der Sitzung erwähnt hat.*

THERAPEUTIN Was tust du?

*Die Therapeutin unterstützt das Kind, indem sie mit dem Finger auf jeden Teil des gezeichneten Schemas zeigt und fragt: »Was tust du?« In der Regel betrachtet das Kind seine Zeichnung eingehend und erstellt eine Liste von Veränderungen, die an den entsprechenden Teilen des Harnwegssystems zu machen sind.*

KIND Man muss **den Tunnel erweitern**.

*Die Therapeutin zeigt auf die Zeichnung.*

*Moment der Stille.*

*Pacing und Leading.*

THERAPEUTIN Sehr gut … Mach das …

*Stille …*

*Die meisten Kinder zeichnen die Anpassung, Jugendliche erledigen es im Kopf.*

THERAPEUTIN Und was noch?

*Dem Kind ermöglichen, sich auf seine Weise auszudrücken.*

KIND Die **Wellen sind größer**?

*In diesem Fall beobachtet die Therapeutin, dass das Kind seine Zeichnung nicht mehr anrührt und in seiner inneren Welt arbeitet (Unbeweglichkeit, Augendeviation, abwesender Blick).*

*Es ist dann nicht mehr erforderlich, ihm vorzuschlagen zu zeichnen.*

THERAPEUTIN Sehr gut, GRÖSSER, STÄRKER vielleicht, WIRKUNGSVOLLER ...

*Die Therapeutin wiederholt die Worte des Kindes und unterbreitet weitere Vorschläge.*

THERAPEUTIN Und was noch?

KIND Das Tor öffnet sich, weil der **Druck zu hoch** ist.

*Mit größeren Kindern und Jugendlichen verläuft dieses Gespräch meist zügig.*

*In aller Regel bemerkt die Therapeutin, dass das Kind weiter redet, obwohl es sichtbar in Trance ist (spontan und natürlich). Die Tonlage seiner Stimme hat sich geändert. Es bleibt unbeweglich und sein Blick ist in die Ferne gerichtet.*

*Das Kind scheint sich wohlzufühlen, dort, wo es gerade ist. Das Gespräch kann ohne Scheu fortgeführt werden.*

THERAPEUTIN Sehr gut. Was kannst du ÄNDERN?

KIND Nichts. Es funktioniert gut. Es muss geleert werden.

*Das Kind ist immer noch in Trance.*

THERAPEUTIN Ach ja ... Und wie?

*Bestätigen.*

KIND **Das Gehirn hört die Wellen nicht.** Es ist **abgelenkt**. Man müsste ihm eine **Klingel** geben, einen **lauteren Alarm**, einen **helleren Bildschirm**.

*Weiterhin in Trance.*

THERAPEUTIN Gute Idee ... Und was noch?

KIND Das ist alles.

*Die Therapeutin registriert die spontane Rückkehr ins Hier und Jetzt. Das Kind bewegt sich, sein Blick wird wieder lebhaft.*

THERAPEUTIN So, sehr gut. Ausgezeichnet.

*Lächeln, Seufzen ... unterschwellige nonverbale Zeichen, die sagen: In der Tat ist alles ziemlich einfach, nichts ist unüberwindbar!*

### 3.8.2 Die formelle Hypnose

In dieser Phase der Sitzung testet das Kind die Effektivität der vorgenommenen Veränderungen.

Das ist der Zeitpunkt in der Behandlung, an dem Therapeutin und Kind während einer formellen Hypnose die gesamte Arbeit mit der Zeichnung und den Worten bestätigen und festigen.

Die Therapeutin passt ihr Vorgehen an das Kind an; ihre Formulierungen leiten sich von der Sprache des Kindes ab und von allem, was zuvor im »hypnotischen Gespräch« passiert ist. Was könnte einfacher und effektiver sein!

Wenn die Therapeutin sagt: »*Lass uns das alles noch mal anschauen …*« – die Zeichnung dient als Stütze –, wird das Kind in seine innere Welt zurückgeführt.

**Enuresis nocturna**

Im Falle einer Enuresis nocturna muss die Therapeutin das Kind fragen, was es nachts tun möchte, wenn sich das Gehirn im Schlafmodus befindet und die Blase voll ist. Es gibt zwei Wahlmöglichkeiten. Entweder das Kind steht auf, bittet seine Beine, es zur Toilette zu bringen, ohne es zu wecken. Oder es schläft weiter und bittet das Tor, fest verschlossen zu bleiben, und die Blase, sich einfach auszudehnen, größer zu werden, sich entspannt zu erweitern oder ein bisschen zu strecken (die Therapeutin benutzt die Worte des Kindes).

> Zurück zum Fallbeispiel: Emil möchte gern die ganze Nacht trocken bleiben und wenn nötig aufstehen, um auf die Toilette zu gehen. Er fühlt sich sicher genug, um das so zu machen (keine Hindernisse zwischen Bett und Toilette).

Die **fettgedruckten** Worte des vorherigen Dialogs werden übernommen: die Schlüsselworte, die das Kind im Zusammenhang mit den beabsichtigten Veränderungen benutzt. Bestimmte Worte der Therapeutin sind in MAJUSKELN geschrieben – hier gilt wieder: besonders betonen.

THERAPEUTIN Nun lass uns noch einmal schauen, wie gut alles EINGESTELLT ist. Nur du kannst es ÜBERPRÜFEN

*Sich auf die Zeichnung und die vom Kind geleistete Arbeit beziehen.*

THERAPEUTIN Ich lade dich dazu ein, dir vorzustellen, dass du bereit bist, schlafen zu gehen; du wirst alles dafür tun, dass dein Bett, dein Schlafanzug und deine Bettwäsche trocken, warm und kuschelig bleiben.

*Die Induktion erfolgt rasch oder erübrigt sich. Bei den Worten »schlafen zu gehen« ist das Kind wahrscheinlich bereits nicht mehr im Hier und Jetzt; es ist schon dort, in der Dissoziation. Die Therapeutin registriert die Anzeichen einer hypnotischen Trance (Seufzen, Erschlaffen des Muskeltonus …).*

*Zielsetzung des Kindes beschreiben – in der Gegenwartsform!*

THERAPEUTIN Du weißt genau, dass dein Körper hier in meinem Behandlungszimmer ist und dass du in deiner Vorstellungswelt ganz woanders hingehen kannst … WEIT WEG, in dein Schlafzimmer …

*Das Kind nickt hier oft zustimmend und zeigt ein Lächeln. Es versinkt schnell in seiner Fantasie.*

*Dissoziation. Das Kind ist in Trance, die Stimme der Therapeutin ändert sich: Sie wird langsamer, leiser … unterbrochen von Pausen …*

*Das Prinzip Pacing/Leading ist ausschlaggebend.*

THERAPEUTIN Siehst du dein Zimmer? Mit den Möbeln, dem Fenster, der Dekoration, der Tür, deinem Bett, deiner Schlafdecke und mit deinen Lieblingsspielsachen …?

*Dissoziation und Vertiefung der Trance: gesteigerte Fokussierung auf das Anderswo-Sein in seinem Schlafzimmer.*

*Nutzen der 5 Sinneswahrnehmungen (VAKOG) möglich.*

*Bei Jugendlichen weniger Worte benutzen!*

THERAPEUTIN Ich weiß, dass du SOGAR den Weg sehen kannst, wie du auf die Toilette gehst … Zwei Schritte nach links, fünf Schritte nach rechts, zwei Stufen nach unten, nach links …

*Während der Beschreibung des »Parcours« vom Bett zur Toilette kann Humor eingesetzt werden.*

*Das Kind kommt zurück und geht leicht aus der Trance heraus, um weitere Informationen einzubringen. In manchen Fällen nimmt es die Zeichnung zur Hand und beschreibt ganz genau seinen Weg zur Toilette.*

THERAPEUTIN Du kannst das mit offenen oder geschlossenen Augen machen … Sehr gut, oder lass deine Augenlider sich ganz von alleine schließen … Ganz EINFACH, genau so … Sehr gut …

*Viele Kinder schließen ihre Augen schnell – logisch, wie beim Schlafengehen!*

*Meist sinkt der Kopf herab.*

*Nicht immer gibt es die Möglichkeit, dass sich das Kind hinlegt.*

*Wie auch immer sich das Kind verhält, die Therapeutin muss das, was sie beobachtet, bestätigen und anerkennen.*

*Merke: Ab dem Zeitpunkt, an dem das Kind die Augen schließt, muss es besonders bestärkt werden. Die Reihenfolge der Sätze der Therapeutin ist an die Reaktion des Kindes gebunden.*

*Pacing und Leading.*

THERAPEUTIN Jetzt kannst du es dir in deinem Bett GEMÜTLICH machen, nachdem du auf der Toilette warst und deine Blase geleert hast ...

*Oft rutscht das Kind auf seinem Stuhl hin und her, bis es eine angenehme Position gefunden hat. Jüngere Kinder ziehen auch gerne Arme und Beine an.*

THERAPEUTIN Sehr gut ...

*Bestätigung.*

THERAPEUTIN Beobachte mal, wie du unter die Bettdecke schlüpfst ... wie du deinen Kopf bequem auf das Kissen legst. Wie wohl du dich fühlst in diesem herrlich warmen und weichen Bett, das so angenehm riecht!

*Falls die Therapeutin es weiß: Wie bereitet sich das Kind auf die Nacht vor? Toilettengang, Dusche, (Vor-)Lesen, Gute-Nacht-Küsschen?*

THERAPEUTIN Dir geht es gut ... Deine Haut fühlt sich wohl, im Trockenen, im Warmen, einfach GEMÜTLICH ... Du hast es dir gut eingerichtet ... ganz in Sicherheit mit deiner Lieblingsdecke ... Sehr schön.

*Verstärkung der Wahrnehmung von Gemütlichkeit und Wohlgefühl im Bett (Lieblingsdecke, Kuscheltiere, Spielzeuge, vertraute Gerüche): detaillierter ausführen in Abhängigkeit davon, wie das Kind reagiert (Lächeln, Seufzen, vertiefte Atmung ...).*

*Pacing und Leading sind dabei entscheidend.*

*Bei größeren Kindern und Jugendlichen weniger Worte benutzen!*

THERAPEUTIN Es ist SO ANGENEHM, sich daran zu erinnern, was man im Laufe des Tages so gut hinbekommen hat.

*Konfusion durch einen allgemeinen Kommentar, der logisch und gleichzeitig unerwartet erscheint.*

THERAPEUTIN Die Blase ist sehr höflich und zuvorkommend ... Sie kommuniziert mit dem Gehirn, dessen Chef du bist: Wie war dein Tag, Gehirn?

*Zugang zu einem Erfolgserlebnis im Rahmen der (außer)schulischen Aktivitäten des Kindes, abhängig von dem, was es am Anfang der Sitzung mitgeteilt hat.*

THERAPEUTIN Das Gehirn findet es toll, von seinen Erfolgen zu erzählen ... Es ist ein PLAPPERMAUL: »Sehr schön, heute beim Fußball war es toll; ich habe viel Spaß gehabt mit meinen Freunden, und hast du das Tor gesehen? Super!« ... Blase und Gehirn unterhalten sich ...

*Konfusion durch Überraschungselement mit Humor: Personifizierung seiner Körperteile.*

THERAPEUTIN Das Gehirn fährt fort: »Und du, Blase, pass gut auf! Sag mir DEUTLICH, wenn du auf der Toilette das **Tor öffnen** musst. Mein **Bildschirm** ist an und BEREIT und leuchtet HELL ... Mein **Alarmsystem** ist aktiviert ... Schick mir **große Wellen**, klar und eindeutig ... Ich habe sogar eine **Klingel** ... Ich habe gerade das Update gemacht – Version 13 *(Alter des Kindes + 1)*.«

*Die Therapeutin nutzt die Worte des Kindes.*

*Das Update des Zentralcomputers (Gehirn) ist vollkommen logisch: kleine Suggestion, die besonders gut von Jugendlichen angenommen wird.*

*Bezugnahme auf das neue Lebensjahr optimal kurz vor dem Geburtstag: Die Therapeutin suggeriert ein Update auf das kommende Lebensjahr.*

THERAPEUTIN »Ja, alles klar, gute Nacht ... schöne Träume«, sagt die Blase.

*Das innere Gespräch geht weiter.*

*Für Kinder, die kaum träumen, kann die Therapeutin andere Funktionen des Gehirns anbieten.*

*Alternative Suggestionen: »Lass deinen Körper sich erholen«, »Alle deine Körperzellen aktivieren sich neu und regenerieren sich für das Fußballspiel morgen«, »Was du heute neu gelernt hast, wird in deiner Spezialdatei abgespeichert ...«*

THERAPEUTIN »Danke, ich träume so gerne, darum WARNE MICH GUT VOR ... Ich mag DIESEN TIEFEN SCHLAF so gerne«, ... antwortet das Gehirn. Ein paar Stunden später, zwischen zwei Träumen oder anderen Aktivitäten schickt das wachsame Gehirn eine **Welle** an die Blase: »Hallo Blase, wie geht's dir?«

*Die Geschichte geht weiter ...*

*Den Dialog verkürzen oder verlängern je nach Alter und Suggestibilität des Kindes.*

THERAPEUTIN Die Blase antwortet: »Danke, Gehirn (ja, dein Körper ist sehr höflich), es geht mir gut, ich fühle mich wohl, ANGENEHM; träum schön weiter, Gehirn!«

*Für Blase und Gehirn jeweils eine andere Stimme zu benutzen ist nicht obligatorisch, aber auch nicht verboten (Appell an die Therapeutinnen, insbesondere die mit Freude am Theaterspielen: Amüsiert euch gut!)*

THERAPEUTIN »Einverstanden, ich bin für dich da, gib mir ein Zeichen, falls nötig ...«

*Stille.*

THERAPEUTIN Ein paar Minuten später erreicht eine **Nachricht** das Gehirn, die **Klingel** ertönt: »Hallo Gehirn, ich bin's , die Blase, kannst du mich zur Toilette führen. Ich glaube nicht, dass ich **das Tor** dicht halten kann. Hier ist einfach **zu viel Druck**.«

»Danke, Blase ... Halte **das Tor gut geschlossen**, während ich die Beine bitte, dich auf die Toilette zu führen.«

Sehr schön ... Zwei Schritte nach rechts, fünf Schritte nach links ...

*Aufgreifen der Wegbeschreibung, die das Kind vorgegeben hat – mit Liebe zum Detail und Humor.*

THERAPEUTIN »Wir sind jetzt da, du kannst in Ruhe **das Tor öffnen ... genau so.**«

»Hach, wie gut sich das anfühlt!«, sagt die Blase.

Fertig, sie ist leer.

**Das Tor ist wieder dicht verschlossen.**

»Danke, Gehirn! Ich fühle mich jetzt besser ... Ab ins Bett ... Viel Spaß beim Weiterträumen!«

*Gerade jüngere Kinder haben viel Spaß, wenn Geräusche nachgeahmt werden – sofern die Therapeutin gut schauspielern kann (Wasserspülung, tropfender Wasserhahn ...).*

*Jugendliche bevorzugen es in der Regel schlichter.*

*Falls das Kind zuvor auf der Toilette war und sich dazu geäußert hat, übernimmt die Therapeutin seine Worte (das angenehme Gefühl einer geleerten Blase).*

THERAPEUTIN »Danke, Blase! Bis zum nächsten Mal!«, erwidert das Gehirn. Das Gehirn gibt den Beinen die Anweisung, das Kind ins warme, weiche Bett zurückzuführen, da, wo es TOTAL GEMÜTLICH ist. Das Gehirn kehrt in seine Vorstellungswelt zurück ... in seinen TIEFEN SCHLAF ... Sehr schön ...

*Die Therapeutin lobt den tiefen Schlaf, von dem das Kind zuvor sprach.*

*STILLE – dem Kind Raum geben.*

THERAPEUTIN Am nächsten Morgen beobachtet Emil sich dabei, wie er aus einem WIRKLICH TIEFEN UND ERHOLSAMEN SCHLAF aufwacht! Er öffnet seine Augen und fühlt sich wohl ... Der Schlafanzug ist TROCKEN, seine Bettlaken sind TROCKEN und riechen gut ... Er ist zufrieden ... Beobachte genau, was Emil macht, wenn er GLÜCKLICH ist, bereit für einen schönen Tag ... Schau dir sein Lächeln an!

*Achtung: Oft kehrt das Kind zurück ins Hier und Jetzt, sobald die Worte »Am nächsten Morgen« ausgesprochen werden.*

*Kein Problem: Die Worte der Therapeutin bleiben dieselben, aber ihre Stimme wird lauter und schneller, da das Kind sich zurück ins Behandlungszimmer orientiert.*

*Die formelle Hypnose ist beendet, das hypnotische Gespräch wird wieder aufgenommen.*

THERAPEUTIN Vielleicht ... umarmt er seine Mama ... springt vor Freude in die Luft ... und geht auf die Toilette, um seine Blase zu leeren ... Ich weiß es nicht genau ...

*Abschluss mit einem positiven Gefühl (Emotion und Körperwahrnehmung).*

THERAPEUTIN Sehr gut ... Wenn du soweit bist, komm zurück in dieses Zimmer, du sitzt gemütlich auf deinem Stuhl ...

*Die Rückkehr ins »gegenwärtige Bewusstsein« vollzieht sich oft einfach und schnell.*

*Die Therapeutin beobachtet, wie das Kind ins Hier und Jetzt zurückkehrt.*

*Das Kind kann den Eindruck haben, wirklich geschlafen zu haben, besonders wenn der Termin am frühen Morgen oder späten Nachmittag stattgefunden hat (Kind ist noch nicht richtig wach oder schon müde).*

*Manche Kinder stehen auf, bewegen sich, strecken sich spontan, um »gut aufzuwachen«. Die Therapeutin schlägt ihm vor, das zu tun, wenn sie sieht, dass das Kind noch nicht vollständig reorientiert ist.*

THERAPEUTIN Du bist wieder hier im Zimmer angekommen ... Sehr schön ...

*Loben, dann Stille.*

*Dem Kind einen persönlichen Raum lassen.*

THERAPEUTIN Nun ... Wie war diese Übung? Alles ist so gelaufen, wie du es wolltest ... Das Bett ist kuschelig ... und am Morgen immer noch trocken ...

*Es folgt ein Austausch über seine Erlebnisse und Empfindungen, wenn das Kind das Bedürfnis danach verspürt.*

THERAPEUTIN Ich sehe, dass jetzt alles in trockenen Tüchern ist.

*Die Therapeutin bestätigt das breite Lächeln, das Kinder nach dieser Übung immer zeigen.*

*Immer positiv verstärken.*

THERAPEUTIN Was möchtest du uns erzählen von dieser Erfahrung?

*Zurückhaltenderen Kindern und Jugendlichen kann die Therapeutin anbieten, ihre Erfahrung für sich zu behalten. Sie versichert ihnen, eine gute Arbeit bei der Körperreise geleistet zu haben.*

### Enuresis diurna

Bei einem Kind, das nur tagsüber einnässt, geht man genauso vor; es reicht, über eine Erfahrung zu sprechen, die für das Kind einen Sinn und eine Bedeutung hat.

Weiter im Fallbeispiel: Emil ignoriert die Nachricht der Blase in der Schule, weil er zu sehr vom Unterricht absorbiert ist. Wenn es zur Pause klingelt, steht er auf und spürt die ersten Tropfen in der Unterhose, die er nicht aufhalten kann, auch wenn er zur Toilette rennt. Außerdem schenkt er seiner Blase häufig z. B. beim Fußballspielen mit seinen Freunden nach dem Mittagessen keine Beachtung. Wenn er ins Klassenzimmer zurückkommt, spürt er, dass seine Haut im Schritt feucht ist (Geruch und Körperwahrnehmung). Er schämt sich und ignoriert seine Wahrnehmung, bis er nach Hause kommt. Während er sein Bild malt, entscheidet er sich, eine Signalampel als Maßstab für Harndrang zu nutzen.

Die **fettgedruckten** Worte des Dialogs aus dem Kapitel »Was zu tun ist«, also die Schlüsselworte des Kindes, die es im Zusammenhang mit den Veränderungen benutzt, werden wieder übernommen. MAJUSKELN werden für jene Wörter der Therapeutin verwendet, die besonders betont werden sollten.

THERAPEUTIN Nun, stell dir einmal vor, du bist in der Schule. Du hast gerade zu Mittag gegessen ... Du verlässt die Kantine gut gesättigt, die Beine voller Energie.

*Dissoziation.*

*Projektion in die Zukunft, ein Ereignis im Alltag, das dem Kind vertraut ist.*

*Gebrauch der Gegenwartsform.*

THERAPEUTIN Du siehst die weißen Linien auf dem Pausenhof, die das Fußballfeld markieren ... Du siehst die Tore auf jeder Seite ... Sehr schön.

*Die direkten Suggestionen beschleunigen die Induktion. Kinder können sich in der Regel gut in ihre Vorstellungswelt begeben. Oft folgen ein Lächeln und ein zustimmendes Nicken.*

THERAPEUTIN Du kannst die Augen offen lassen oder schließen ... Sehr schön ... Oder du lässt die Augenlider von alleine zufallen ... Ganz EINFACH, genau so ... Sehr schön ...

*Loben – egal, was das Kind tut.*

THERAPEUTIN Das macht doch Spaß: gleichzeitig hier zu sein und dort auf dem Pausenhof ... Genauso gut kriegst du das hin, wenn du träumst ... wenn du in deinem Videospiel bist ... Du hast mich gerade noch gesehen und du sitzt gemütlich und bequem auf deinem Stuhl ... und in deinem Kopf, in deiner Vorstellung, in deiner inneren Welt, wie in einem Traum, bist du dort in der Schule ... Ganz weit weg ...

*Erklärung dieser Dissoziation zwischen dem Hier und dem Dort.*

*Festigung bereits erworbener Fähigkeiten.*

THERAPEUTIN Und, bist du gut auf dem Pausenhof angekommen? Sehr schön ...

*Diese Fragen überraschen das Kind nicht.*

*Oft nickt das Kind zustimmend (besonders ältere), manchmal antwortet es (besonders die jüngeren).*

*Ich erlaube mir, darauf hinzuweisen, dass es m. E. nicht notwendig ist, ideomotorische Signale zu benutzen. Das Kind geht spielend leicht in Trance und wieder heraus. Es spricht ohne Probleme, aber seine Stimme ist in der Regel leicht verändert, als ob es in einer »leichten« Trance wäre.*

THERAPEUTIN Ich frage mich, was für Geräusche deine Ohren hören. Die Stimmen deiner Freunde ... den gut platzierten Schuss gegen den Ball ... die Pfeife des Lehrers ... Und deine Nase nimmt Gerüche wahr ... die aus der Kantine ... oder von ganz woanders ... Hmm ... Spürst du den Wind ... der den Schweiß auf deiner Stirn abkühlt? ...

*Dissoziation.*

*Sobald die Therapeutin die charakteristischen Merkmale einer hypnotischen Trance registriert, spricht sie langsamer und macht Pausen ...*

*Steigerung der Fokussierung: Nutzung von VAKOG (die 5 Sinne).*

*Imagination ohne Grenzen nach Lust und Laune der Therapeutin.*

THERAPEUTIN Jetzt, wo du so auf das, was um dich herum passiert, konzentriert bist, konzentriert sich in deinem Inneren alles auf dein Wohlbefinden.

*Anker.*

THERAPEUTIN In einem Teil deines GEHIRNS gibt es eine Datei »Emil spielt total gerne Fußball« oder »Emil als bester Stürmer im Angriff«. Ich weiß nicht genau ... Du allein kennst den Namen dieser Datei ... oder auch ... vielleicht ... befindet sich diese besondere Datei in dem Tresor, der dein gesamtes Wissen aufbewahrt, in deiner Schatztruhe, in der gigantischen Bibliothek deines Gedächtnisses ... deiner Erinnerungen ...

*Bestätigung der Fertigkeiten und Begabungen des Kindes.*

*Viele allgemeine Aussagen und indirekte Suggestionen.*

*Konfusion und Ich-Stärkung.*

THERAPEUTIN In dieser Datei, die bei jeder Trainingseinheit AUF DEN NEUESTEN STAND GEBRACHT wird, hast du alle notwendigen Daten, um deine Füße perfekt in Stellung zu bringen, deinen ganzen Körper ... und ein perfektes Tor zu erzielen ...

*Ich-Stärkung mithilfe einer Geschichte.*

*Oft lächelt das Kind und nickt zustimmend mit dem Kopf.*

THERAPEUTIN Sehr schön ...

*Bestätigung.*

THERAPEUTIN In einem anderen Teil deines Gehirns befindet sich ein **Bildschirm** ... so etwas in der Art ... Da, wo die **Wellen** ankommen, die von der Blase herkommen ... Diese Wellen strömen durch einen **schönen weiten Tunnel** ... bis zu ... diesem **Bildschirm** ...

Die Blase ist vielleicht ziemlich geschwätzig. »Hallo, Emil«, sagt sie, »amüsier' dich gut und HÖR MIR GUT ZU, wenn ich dir diese Welle schicke, die Nachricht, dass ich **das Tor öffnen muss**, weil der **Druck zu hoch** wird.«

*Humor und Personifizierung der Körperteile.*

*Die Geschichte geht weiter ...*

THERAPEUTIN »Danke, Blase, der **Alarm** ist aktiviert. Willst du dich jetzt leeren?«, antwortet ihr das Gehirn.

»Nein, noch geht's. **Die Ampel steht auf grün**«, erwidert die Blase. Emil amüsiert sich gut ... Was für ein Spaß!

Ein bisschen später erhält das Gehirn eine Nachricht ... Ein **lauter Alarm** geht los: »Hallo, Gehirn, ich bin's, die Blase, **die Ampel ist auf dunkelorange, fast rot!** Wir müssen was tun!«

»Sehr gut, Blase«, antwortet das Gehirn, **»halte das Tor gut geschlossen,** so wie es sein muss, du WEISST JA GENAU, WIE ES GEHT ... Und jetzt geht's ab auf die Toilette.«

Emil entschuldigt sich freundlich und läuft auf die Toilette Sie ist sauber ... und nicht weit weg, nur ein paar Schritte ... An Ort und Stelle ... **öffnet sich das Tor genau im richtigen Moment ...**

»Hach, danke, Gehirn, ich fühle mich jetzt besser, das Tor ist wieder dicht verschlossen ... Du kannst zurück zu deinen Freunden und weiterspielen«, sagt die Blase. **»Die Ampel steht auf grün.«**

Emil ist glücklich ... und schließt sich seinen Freunden wieder an ...

*Direkte Suggestion.*

THERAPEUTIN WIE ANGENEHM und WOHLTUEND es ist, sich in der Pause auszutoben, mit seinen Freunden zu lachen ...

*Voramnahme.*

THERAPEUTIN Das Fußballspiel ist gleich zu Ende. Schau dich an, du bist total stolz darauf, dass du gut gespielt hast und dabei **das Tor geschlossen** gehalten hast ... SCHAU DIR DIESES SCHÖNE LÄCHELN AN!

*Oft geht das Kind bei diesen Worten aus der Trance heraus. Das macht nichts: Es weiß, wie es zurückkehren kann, wenn es sich danach fühlt.*

*Suche nach positiven Gefühlen, nach Erfolgsgefühlen.*

THERAPEUTIN Wo spürst du diese innere Freude, diesen Erfolg?

*Anker – Emotion und Körperwahrnehmung.*

*Erkennen und Nutzen der nonverbalen Zeichen des Kindes.*

THERAPEUTIN Sehr schön, speichere in dir dieses so ANGENEHME GEFÜHL ab, es ist so stark, dieses Gefühl von: »Ich weiß, wie es geht ... Es klappt jetzt.« Du weißt, wo in deinem Körper du es finden kannst, dieses gute Gefühl ... Und jedes Mal, wenn du dich an diesen Ort in dir herantastest, wirst du ihn ganz leicht wiederfinden, immer wenn du es brauchst ... im Unterricht, vor oder während des Fußballspiels ... Sehr schön ...

*Dieser körperliche Anker ist eher nicht für jüngere Kinder geeignet. Er mag seltsam erscheinen, aber er stört auch nicht. Der anwesende Elternteil, in seiner eigenen Trance, ist für diese Suggestion empfänglicher.*

THERAPEUTIN Und wenn du bereit bist, nach ein paar Minuten deiner eigenen Zeit, dann lade ich dich ein, wieder hierhin in diesen Raum zurückzukommen … wo du bequem auf deinem Stuhl sitzt, vor dem Schreibtisch, vor deinem Kunstwerk … Sehr schön …

*Reorientierung.*

*Die Therapeutin erkennt schnell eine unvollständige Reassoziation: entspannte Körperhaltung, abwesender Blick, Stimme wie von weit her …*

*In diesem Fall suggeriert sie dem Kind, noch ein bisschen länger dort zu bleiben und für ein paar Augenblicke das zu machen, was es noch möchte …*

THERAPEUTIN Sehr schön … Du machst das ausgezeichnet … Du kannst das Ganze auch einmal zu Hause machen. Du wirst sehen, wie gut du das nutzen kannst … zu Hause … in der Schule … Je öfter du es machst, umso schneller wird es immer besser funktionieren … Sehr effektiv … wie jedes Training, um im Fußball besser zu werden …

*Einige posthypnotische Suggestionen.*

*Stille.*

THERAPEUTIN Sehr schön … und wenn du bereit bist, komm zurück ins Hier und Jetzt.

*Die Therapeutin leitet das Kind erneut an zurückzukommen.*

*Sie vergewissert sich, dass es vollständig reorientiert ist.*

THERAPEUTIN Und, wie war's? Dein breites Lächeln … Du musst viel Spaß gehabt haben, wie ich sehe …

*Die nonverbalen Signale des Kindes bekräftigen.*

*Es schließt sich ein Moment der Reflexion an, dessen Länge je nach Kind variieren kann.*

### Das Empfinden nach der formellen Hypnosesitzung

Im Allgemeinen ist die Reflexionszeit nach dieser hypnotischen Erfahrung kurz. Oft äußert sich das Kind nur mit wenigen Worten und beschränkt sich auf: »Das ist super/cool/witzig/beeindruckend/komisch … « oder »Ich habe mich gefühlt, als ob ich wirklich Fußball spielen würde«. Die nonverbalen Signale sprechen häufig Bände (Lächeln, Heben der Augenbrauen, Blinzeln). Sehr gut! Es ist sein Erfolg; das Kind feiert ihn in seinem Inneren. Auch wenn das Kind nicht großartig etwas sagt oder ganz schweigt, möchte ich anmerken, dass dies ein Zeitpunkt ist, an dem das Nicht-Gesagte Bedeutung bekommt.

Diese formelle Hypnosesitzung – auch wenn sie nur 5 Minuten gedauert hat – schafft Aha-Momente, wo etwas klick macht, wo der Groschen fällt, ein Schalter im Gehirn umgelegt wird! Die Arbeit in Hypnose ist intensiv, Raum und Zeit zur Erholung sind danach erforderlich.

Gerade bei jüngeren Kindern kann es vorkommen, dass spontan (mit Worten und Gesten) alles aufgezählt wird, was das Kind in seinem Kopf erlebt hat. Es befindet sich in Selbsthypnose. Dabei konsolidiert und verstärkt es irgendwo in seinem Gedächtnis seinen Erfolg. Das Kind hat dann schon den nächsten Schritt gemacht. Aufgabe der Therapeutin ist es, ihm zu folgen.

### 3.8.3 Selbsthypnose

Dieser Teil folgt automatisch auf die formelle Hypnosesitzung. Die Therapeutin schlägt dem Kind vor, diese Erfahrung noch einmal zu erleben und dieselbe Übung allein für sich zu machen. Egal ob Enuresis nocturna oder Enuresis diurna – der Dialog ist nahezu identisch.

Um den Prozess in seinen einzelnen Schritten zu erklären, greife ich erneut auf das Beispiel von Emil und seiner Enuresis nocturna zurück:

THERAPEUTIN Ich lade dich ein, dieselbe Übung nun alleine zu machen. Ich werde nichts sagen. Du wirst alles noch einmal durchgehen ... Ich werde mich zurückhalten und still sein, du brauchst mich nicht dafür. Du erlebst das Ganze einfach noch einmal.

*Einladung, dieselbe Übung allein durchzuführen.*

*Einführung in die Autonomie des Kindes.*

*Steigerung des Selbstwertgefühls.*

THERAPEUTIN Du fängst damit an, wie du dich aufs Schlafengehen vorbereitest, auf einen guten und süßen Schlaf, bequem, angenehm und erholsam, und du beendest ihn am nächsten Morgen so erfolgreich, wie du es dir gewünscht hast.

*Oft reicht eine kurze Bemerkung über Ein- und Ausstieg in die Übung. Das Kind erledigt den Rest.*

*Die Therapeutin registriert die Zuversicht und den Stolz des Kindes: Die Körpersprache ändert sich, es sitzt aufrecht und lächelt.*

*Positive Erwartungshaltung ab diesem Augenblick.*

THERAPEUTIN So, wie du es heute Abend und an jedem folgenden Abend machen wirst ...

*Posthypnotische Suggestion eines autonomen Trainings.*

THERAPEUTIN Go ... Ab die Post ... Du weißt, wie es geht ...

*Sofortige Induktion – nichts anderes ist notwendig.*

*STILLE!!!*

*Das Kind geht schnell in Trance, die Augenlider schließen sich, der Kopf sinkt herab. Es befindet sich schon am anderen Ort.*

*Von Zeit zu Zeit kann man bestätigen: »Sehr schön ... Sehr gut ...«*

*Anerkennung seiner Arbeit.*

*Pacing und Leading.*

*STILLE!!!*

*Die Therapeutin beobachtet und erfasst die Zeit dieser kurzen Phase (Dauer selten mehr als 3 Minuten!).*

*Diese Zeiterfassung wird in der Reflexionsphase im Anschluss an die Selbsthypnose des Kindes genutzt. Der anwesende Elternteil ist oft erstaunt, wie schnell und leicht das Kind in Trance geht, und beugt sich möglicherweise nach vorne, um das Gesicht seines Kindes besser zu sehen. Die Therapeutin zeigt ihr Einverständnis an, indem sie mit dem Kopf nickt oder Daumen hoch zeigt (der Bezugsperson auf nonverbale Weise signalisieren, dass alles in Ordnung ist).*

THERAPEUTIN Sehr schön, du weißt, wie's geht ... Du hast es drauf ...

Je öfter du es machst, desto schneller wird es gehen und desto besser wirst du es hinbekommen.

*Erneute posthypnotische Suggestion.*

THERAPEUTIN Sehr schön. Da bist du ja wieder ...

*Weiteres Vorgehen an das Verhalten des Kindes anpassen.*

*Aber ist das Kind wirklich wieder im Hier und Jetzt? Bei dieser individualisierten Arbeit kommt es automatisch zu einer Vertiefung der Trance. Einige*

*Kinder machen spontan ein kleines Nickerchen! Die Therapeutin leitet alles Notwendige für eine vollständige Reorientierung ins Hier und Jetzt ein. Sie schlägt dem Kind vor, sich zu strecken, aufzustehen und sich zu bewegen. Die Therapeutin selbst führt die suggerierten Bewegungen aus; das Kind macht sie automatisch nach (Spiegelung). Man muss der Therapeutin zugestehen, dass auch sie möglicherweise Bewegung nötig hat; vielleicht fühlt sie sich schläfrig und ein wenig benommen nach all den Trancen.*

THERAPEUTIN Alles gut gelaufen? Hat alles gut gepasst, so wie du es wolltest?

*Die Antwort ist stets positiv.*

KIND Ja.

THERAPEUTIN Ausgezeichnet!

*Die Therapeutin registriert die Kongruenz zwischen Körpersprache und direkter Sprache.*

*Bei Inkongruenz stellt sie ergänzende Fragen: »Wirklich?«, »Du scheinst nicht überzeugt zu sein?« und wartet auf eine entschiedene positive Antwort.*

THERAPEUTIN Gibt es noch etwas zu korrigieren oder auszubessern? *(Dabei zeigt sie auf die Zeichnung.)*

*Insbesondere jüngere Kinder bekommen hier noch einmal Raum für ihre Kreativität.*

*Mit dieser Frage wird das Kind außerdem noch einmal bewusst an seine Zeichnung erinnert und ins Hier und Jetzt zurückgeholt (komplette Reorientierung am Ende der Sitzung erforderlich).*

KIND Nein.

*Die Therapeutin vertraut dem Kind. Sofern ihm zufolge alle Elemente des Systems gut aufeinander abgestimmt sind, sind keine weiteren Fragen nötig. Das Kind hat alles verstanden.*

THERAPEUTIN Die Zeichnung ist schön … Du hast gute Arbeit geleistet.

*Stärkung des Selbstwertgefühls mithilfe von Komplimenten.*

THERAPEUTIN Möchtest du diese Übung ein zweites Mal machen? Falls es für dich von Nutzen ist … dir helfen kann?

KIND Nein. Es ist in Ordnung so.

*Dem Kind vertrauen!*

*Auch Jugendliche versichern häufig, dass die Wiederholung der Selbsthypnose nicht notwendig ist. Alles ist nach nur einer einzigen kleinen Sitzung im Gedächtnis abgespeichert.*

*Jüngere Kinder, die von dieser kleinen Übung besonders fasziniert sind, sind oft für eine Wiederholung zu haben. Dieses Mal geht die Erfahrung noch viel schneller vonstatten (einige Sekunden) und bewirkt trotzdem noch einmal etwas (Veränderungen der Zeichnung oder des kindlichen Kommentars). Das Kind wird zunehmend autonom. In diesem Falle reichen folgende Worte der Therapeutin: »Go«, »Los geht's«, »Auf die Plätze, fertig, los«. Anschließend STILLE ...*

*Eine kleine posthypnotische Suggestion wie »Sehr schön ... Je öfter du übst, desto schneller wird es klappen und desto besser wirst du darin werden« ist denkbar und möglich.*

*Anschließend erneut STILLE.*

THERAPEUTIN Ausgezeichnet, saubere Arbeit! Jetzt weißt du, wie es alleine geht.

*Immer wieder Komplimente.*

THERAPEUTIN Wir sind am Ende deines Besuchs bei mir angekommen.

Am Ende der Sitzung ist eine Frage von entscheidender Bedeutung: Was sollen wir mit der Zeichnung machen? Dieses Thema wird in Kapitel 3.9. behandelt.

### 3.8.4 Ergänzende Kommentare

#### Zeitverzerrung

Der Vergleich zwischen der Dauer der Übung (reale Zeit) und der Zeit, die das Kind in seiner Trance verbracht hat (imaginierte Zeit), erlaubt dem Kind, seine unglaubliche Fähigkeit wertzuschätzen, die Zeit zu verändern – wie es ein Kind immer macht, wenn es von einer Aktivität begeistert ist. Eine Frage wie:

- *»Während du dort in deiner Vorstellungswelt warst, wie lang hat dein Fußballspiel gedauert? Wie lange hast du geschlafen?«*

Die Antwort ist oft mit der Zeit verknüpft, die es aus der realen Welt kennt (ein Fußballspiel in der großen Pause dauert 30 min, das Training im Verein 90 min, seine Nacht hat 10 Stunden ...). Das Kind staunt, wenn die Therapeutin ihm anhand der Zeiterfassung zeigt, dass es tatsächlich nur ein paar Sekunden oder Minuten in Trance war! Das Kind weiß, wie man die Zeit beschleunigt, und es hat den

Beweis, dass seine innere Arbeit, die Vorbereitung vor dem Schlafengehen, nur so wenig Zeit erfordert. Sein Gehirn erledigt eine große Anzahl an Dingen in einer unglaublichen Geschwindigkeit! Dadurch ist das Kind motiviert, die Übungen zu Hause zu wiederholen, ohne dass Therapeutin oder Eltern es dazu »verpflichten«.

### Verzerrung der Sinneswahrnehmungen

Kinder berichten ebenfalls eine Verzerrung von Bewegungen im Rahmen der intensiven Fokussierung auf einen bestimmten Punkt der inneren Arbeit während der formellen bzw. der Selbsthypnose.

Bei einem Fußballspieler kann es in einem Moment zum Beispiel so sein, als ob sich Fuß und Fußball in Zeitlupe bewegen, in einem anderen Moment beschleunigen sich die Bewegungen dann wieder. Das Gleiche gilt für die Visualisierung der Routine vor dem Schlafengehen.

Geräusche und Stimmen sind häufig in der Frequenz verlangsamt oder beschleunigt und in der Lautstärke erhöht oder verringert.

### Die Fähigkeit des Kindes, sein neugewonnenes Wissen schnell zu verarbeiten und anzuwenden

Üblicherweise hat das Kind während seiner Selbsthypnose die Vorteile der Visualisierung für künftige Situationen bereits abgeleitet. Emil erklärt z. B., dass er mehrere beeindruckende Tore geschossen oder gute Pässe gespielt hat, von denen er nicht geglaubt hätte, dass sie ihm »in Wirklichkeit« gelingen würden ... Kinder, die ein größeres Mitteilungsbedürfnis haben und erstaunt über diese Erkenntnis sind, können nach der Übung meist gar nicht aufhören, davon zu erzählen.

Die Therapeutin kann Folgendes ergänzen:

- *»Beobachte, was nun anders ist, jetzt, wo du deine Fähigkeiten entdeckt hast.«*

### »Super fantasievolle« Kinder

Jüngere Kinder fassen die Selbsthypnose als Spiel auf. Sie sind häufig bereit, die Selbsthypnose ein drittes Mal durchzuführen! Sehr gut! Das Kind entscheidet! Ein Startsignal für die »Reise« wie »Auf die Plätze, fertig, los« ist nicht einmal nötig. Die Therapeutin registriert den Beginn der Trancereise und vergewissert sich, dass das Kind sich bei der Rückkehr in einem guten, angenehmen Bewusstseinszustand befindet.

Die Bezugsperson sollte darüber informiert werden, dass das Kind vielseitig begabt ist (»es hat sehr viel Fantasie, ein gutes Vorstellungsvermögen«), es aber nicht »übertreiben« sollte. Die Übung kann es wiederholen als Vorbereitung auf eine gute Nacht oder einen guten Tag in der Schule mit trockener Unterhose, es darf sich jedoch nicht den ganzen Tag wegträumen. Der anwesende Elternteil hat mitbekommen, wie die Trance des Kindes sich manifestiert; er wird diesen Zustand in Zukunft wiedererkennen können und verfügt über Werkzeuge, um dem Kind dabei zu helfen, sich wieder ins Hier und Jetzt zu reorientieren. Er fungiert als Co-Therapeut und leitet das Kind außerhalb der Therapiestunde an.

### Kinder mit besonderen Bedürfnissen

#### *Ängste*

Es ist ganz normal, dass sich Kinder (und übrigens auch Eltern) während eines Arztbesuchs ein wenig ängstlich fühlen.

Aus neurophysiologischer Sicht wird das limbische System aktiviert (unbewusste Anteile des Gehirns): Das Kind befindet sich im »Alarmmodus« (es fragt sich, ob es schlau ist, zu dieser unbekannten Person zu gehen). Parallel dazu wird die Fähigkeit aufrechterhalten, mit dem analytischen Frontallappen (bewusste Anteile des Gehirns) zu arbeiten. Die Aktivierung des limbischen Systems, genauer der Amygdala, erfolgt automatisch und unabsichtlich.

Dieses Gefühl heißt Schrecken oder Angst und ist sehr stark. Es beruhigt sich aber schnell, sobald die Gefahr vorüber ist. Es handelt sich um eine Anpassungsreaktion und um nichts Pathologisches!

In der Praxis entspannt sich das Kind schon nach kurzer Zeit.

Bei manchen Kindern ist die Aktivierung der Amygdala stärker als bei anderen. Deren Wahrnehmung von großer Gefahr wird beschrieben als Verhaltensreaktion im Sinne von Kampf – Flucht – Erstarrung *(fight – flight – freeze)*. Das Kind zeigt in diesem Zusammenhang Körperreaktionen wie erhöhten Pulsschlag, beschleunigte Atmung, Schweißausbrüche, Zittern von Händen oder Fingern, trockene Kehle, Relaxation des Schließmuskels der Blase, Dilatation der Pupillen oder es berichtet davon. Neurophysiologisch spricht man von einer Aktivierung des sympathischen Zweigs des autonomen Nervensystems. Die Wahrnehmungen können so intensiv sein, dass das Frontalhirn nicht mehr adäquat funktionieren kann.

Auf der praktischen Seite beobachtet die Therapeutin, dass es dem »ängstlichen« Kind schwerfällt, Worte zu finden, oder es sogar für einige Minuten verstummt. Es erstarrt und wirkt in Gedanken versunken oder wird im Gegenteil unruhiger. Verlangsamt man den gesamten Prozess, fühlt sich das Kind vermutlich wieder wohler. Der Aufbau des Rapports, also der therapeutischen Beziehung, nimmt mehr Zeit in Anspruch. Eine wirksame Methode, dem Kind Sicherheit zu vermitteln und es kennenzulernen, ist, das Kind über das sprechen zu lassen, was es begeistert (sich für das Kind interessieren, seine Welt betreten). Sobald es sich nicht mehr in Gefahr und eingeschüchtert fühlt, öffnet sich das Kind. Dieses Loslassen ist zurückzuführen auf die Aktivierung des parasympathischen Zweigs des autonomen Nervensystems, besser bekannt aufgrund seiner Fähigkeit, körperliche Prozesse zu verlangsamen, Verdauung und Erholung zu fördern *(rest – digest)*.

Wenn es um die Anfertigung der Zeichnung geht und das Kind weiterhin wie gelähmt scheint, kann es ausreichen, ihm die Zeichnung der Therapeutin (siehe Abb. 2) vorzulegen, um sein Vertrauen zu gewinnen.

In solchen Fällen sollten mehrere Sitzungen in Erwägung gezogen werden, um den hier vorgeschlagenen Prozess zu durchlaufen und das gewünschte Ziel zu erreichen. Ängstliche Kinder können in der Regel gut imaginieren, neigen aber häufig dazu, in eine Problemtrance zu rutschen, die mit einem negativen inneren Diskurs verbunden ist. Diese Kinder tendieren zu einem eher schwachen Selbstwertgefühl. Die gemeinsame Arbeit gestaltet sich dementsprechend kleinschrittig und wird an das Tempo des Kindes angepasst. Der anwesende Elternteil, der das Kind natürlich besser kennt als die Therapeutin, kann das Kind im häuslichen Rahmen anleiten und ermutigen. Vielleicht möchte oder könnte das Kind seine Zeichnung lieber zu Hause anfertigen? Vielleicht würde es sich wohler fühlen, wenn es zur nächsten Sitzung ein Kuscheltier oder dergleichen, also ein Übergangsobjekt, mitbringt, das Sicherheit symbolisiert? Es ist Aufgabe der Therapeutin, diese Fragen zu stellen.

### *Autismus-Spektrum-Störung (vorwiegend Asperger-Syndrom)*[3]

Autismus-Spektrum-Störungen (ASS) werden häufig mit großer Ängstlichkeit assoziiert. Das Misstrauen eines Kindes mit ASS einer

3 In der ICD-10 ist noch von Asperger-Syndrom die Rede. Mit Einführung der ICD-11 entfällt diese Bezeichnung.

fremden Person und einer neuen physischen Umgebung gegenüber kann sehr groß sein. Sein sympathisches Schutzsystem läuft dann auf Hochtouren (Kampf – Flucht – Erstarrung). Demnach bedarf es eines deutlich längeren Zeitraums, um Vertrauen aufzubauen. Ein ausführliches Gespräch über die Interessen macht es angenehmer und leichter. Der Elternteil, der das Kind besser kennt und gleichzeitig als Co-Therapeut fungiert, spielt gerade zu Beginn der Sitzung eine ausschlaggebende Rolle. Insbesondere dann sollte er anwesend sein, auch bei jugendlichen Patienten. Sobald Vertrauen aufgebaut ist, vergisst das Kind seinen anwesenden Elternteil oder dieser wird unwichtig.

Hier könnte es von Vorteil sein, mit dem Kind über eine Videokonferenz zu arbeiten, weil es so in seinem gewohnten Rahmen bleibt.

Autismus hat auch positive Seiten und Vorteile: ein feines Sehvermögen, eine gute Konzentrationsfähigkeit, Innovationsgeist und Kreativität. Somit kann sich ein Kind mit Autismus dieser Methode mit Leichtigkeit annähern, sobald eine »Wohlfühlblase« geschaffen wurde. Es braucht einfach mehr Zeit und unter Umständen eine höhere Anzahl an Sitzungen.

Ich möchte an dieser Stelle bemerken, dass ein Kind mit Autismus dazu tendiert, das Problem auf radikale Art zu lösen: Am einen Tag hat es die Enuresis zu 0 % unter Kontrolle, am folgenden Tag ist es zu fast 100 % trocken. Alles oder nichts – als ob es einen Schalter in seinem Gehirn betätigt. Die Rückmeldung ist in der Regel deutlich: »Ich hab's verstanden, ich weiß jetzt, wie es geht.«

***Dyspraxie***

Einige wenige Kinder tun sich schwer mit der Anfertigung der Zeichnung. Im Falle einer Dyspraxie setzt sich die Zeichnung einfach aus einigen Kreisen und Linien zusammen. Das ist unproblematisch, weil keine Korrelation besteht zwischen der Anzahl an Worten, den Einzelheiten der Zeichnung und dem erzielten Resultat.

Die Therapeutin übernimmt zügig die Führung, um ein paar Striche, Linien oder Kreise auf das Papier zu zeichnen und mit dem Einverständnis des Kindes die entsprechenden Bezeichnungen daneben zu schreiben. Das Kind wird sich dadurch erleichtert und entlastet fühlen, dass es nicht »gezwungen« ist zu zeichnen.

Bisher ist es mir noch nicht untergekommen, dass ein Kind seine Bezugsperson gebeten hat zu zeichnen oder dass ein Elternteil von sich aus vorgeschlagen hat, das Zeichnen zu übernehmen. Das Kind vergisst rasch die Anwesenheit des Elternteils – dieser bleibt ja absichtlich ein bisschen im Hintergrund und respektiert seine Rolle als Zuhörer, die man vorher mit ihm besprochen hat.

***Störungen der Sprachentwicklung***

Eine Anpassung der Vorgehensweise ist unerlässlich bei Kindern mit gestörter Sprachentwicklung. Nach jeder Frage muss man ihm unbedingt ausreichend Zeit geben, damit das Kind seine Worte findet. Es hat Schwierigkeiten, sich auszudrücken, seine Worte sind manchmal schwer zu verstehen. Die Therapeutin bleibt aufmerksam und umsichtig und vertraut ganz dem Kind; es ist in der Lage, seine innere Arbeit auf seine Art zu erledigen.

Die Anwesenheit des Elternteils als Co-Therapeut ist nicht obligatorisch. Das Kind entscheidet, ob der Elternteil bleibt oder nicht.

**Merkkasten**

Die hypnotische Zeichnung ist wie ein Spiel in 5 Phasen, wobei die ersten Phasen im hypnotischen Gespräch stattfinden.

**1. Wie das funktioniert**

Anfertigung der Zeichnung: Wie sieht das Kind sein Harnwegssystem und dessen Kommunikation mit seinem Gehirn?

Aufgabe der Therapeutin ist es, ein offenes Ohr für die vom Kind verwendeten Worte zu haben.

**2. Die Dysfunktion**

Das Kind erklärt, was schlecht läuft und das Einnässen verursacht.

**3. Was zu tun ist**

Die Therapeutin lauscht den Veränderungsvorschlägen des Kindes.

**4. Überprüfung des einwandfreien Funktionierens infolge der herbeigeführten Veränderungen**

Mittels einer experimentellen Übung (formelle Hypnose) wird das Kind dazu eingeladen, dank seiner eigenen Modifikationen einen Erfolg zu erleben. Es betritt seine innere Welt und stellt sich vor, wie alles gut funktioniert.

Die Therapeutin verwendet die Worte und Erklärungen, die vom Kind in den vorherigen Phasen benutzt wurden (individualisierte Arbeit).

Diese hypnotische Erfahrung läuft schnell ab, die Kinder zeigen sich im Allgemeinen sehr fantasievoll. *Leading* und *Pacing* sind hierbei wichtig.

Die Rückkehr in das Hier und Jetzt ist manchmal unvollständig, je nachdem, wie tief das Kind in diese Übung versunken ist. Die Therapeutin muss wachsam und aufmerksam sein und bleiben.

**5. Abschließende Überprüfung der Selbstständigkeit**

Das Kind lernt Selbsthypnose. Damit wird es autonom. Besondere Aufmerksamkeit sollte man Kindern mit besonderen Bedürfnissen schenken, die beispielsweise von Autismus, Ängsten, Sprachentwicklungsstörungen oder Dyspraxie betroffen sind. Der Elternteil spielt dabei eine entscheidende Rolle als Co-Therapeut.

## 3.9 Was wird aus der Zeichnung?

- *»Was willst du mit deiner Zeichnung machen?«*

Das Kind entscheidet über das Los der Zeichnung, die es angefertigt hat. Möchte es sie mitnehmen? Möchte es sie dem Elternteil, der in wenigen Minuten ins Behandlungszimmer zurückkommt, zeigen? Oder zieht das Kind es vor, die Zeichnung für immer verschwinden zu lassen.

### 3.9.1 Das Kind möchte die Zeichnung mitnehmen

Diese Möglichkeit wählen insbesondere jüngere Kinder. Bevor das Kind die Zeichnung in einen Umschlag steckt, bittet die Therapeutin darum, sie fotografieren zu dürfen:

- um sich an die Arbeit in der Stunde zu erinnern und die Zeichnung in der Zukunft zu nutzen, falls nötig.
- um sie bei Schulungen, Kongressen oder Workshops zu präsentieren.
- um sich innerhalb der eigenen Supervisionen darauf zu beziehen.

Eltern und Kind lächeln meistens, wenn sie dieser Bitte zustimmen. Sie sind ganz schön stolz! Die therapeutische Beziehung, die während der Behandlung entstanden ist, erzeugt Vertrauen und gegenseitigen Respekt. Mit der weiteren Verwendung der Zeichnung sind die Beteiligten in der Regel einverstanden.

Der Name des Kindes, also die Signatur auf seinem Meisterwerk, muss abgedeckt werden, bevor die Zeichnung fotografiert wird, um seine Anonymität zu wahren.

Das Kind schreibt seinen Namen auf einen Umschlag und steckt seine Zeichnung dort hinein – zusätzlich noch leere Blätter Papier, falls es das wünscht. Freude und Stolz sind dem Kind anzusehen. Wie oft durfte es bereits im medizinischen Kontext spielen und dabei auch noch ein Kunstwerk schaffen? Und zusätzlich darf es das Bild auch noch behalten und anderen zeigen, wenn es möchte!

Manchmal verschließt das Kind lieber den Umschlag, bevor die Eltern ins Behandlungszimmer zurückkehren. Interessant ist es, den nonverbalen Austausch zwischen Kind und Elternteil zu beobachten, wenn dieser den mysteriösen Umschlag sieht. Alles ist gesagt, ohne dass ein Wort darüber verloren wurde. Das Kind kontrolliert sein Problem und hat es im Griff. Der Elternteil nimmt sich zurück und muss seinem Kind vertrauen. Wie sich die Dynamik zwischen Kind und Elternteil innerhalb einer Dreiviertelstunde eigenständiger Arbeit ändern kann! Die Therapeutin ist in die Rolle der Komplizin des Kindes geschlüpft. Sie muss nichts Besonderes sagen. Ein nonverbaler Kommentar reicht völlig. Unter Umständen kann sie beiläufig ein paar Worte fallen lassen, um die Autonomie des Kindes zu verdeutlichen:

- *»Ihr Kind ist verantwortlich für seine Veränderung; es weiß genau, was zu tun ist; es wird Ihnen etwas zu seiner Arbeit hier erzählen, sobald es dazu bereit ist.«*

### 3.9.2 Das Kind möchte die Zeichnung in seiner Patientenakte lassen

Jugendliche und Kinder, die nicht gerne zeichnen, bevorzugen meist diese Option. Die Therapeutin schreibt den Namen des Kindes und das aktuelle Datum auf die Zeichnung oder bittet das Kind, das zu tun. Zusätzlich wird das Einverständnis des Kindes benötigt, wenn man die Zeichnung aus den oben genannten Gründen fotografieren möchte.

Es kann passieren, dass der anwesende Elternteil den Wunsch äußert, die Zeichnung mit nach Hause nehmen zu wollen – sei es verbal oder nonverbal. Wie kann man in diesem Falle den Elternteil zufriedenstellen und gleichzeitig die Autonomie des Kindes respektieren? Mit einem kleinen Lächeln macht die Therapeutin z. B. folgenden Vorschlag:

- *»Wenn du möchtest, kannst du mit deinem Handy (oder dem deiner Eltern) ein Foto machen.«*

Ich muss zugeben, dass dieser Vorschlag noch nie angenommen worden ist. Das Kind setzt sich vor seinen Eltern durch; seine Entscheidung hat respektiert zu werden.

Dann unterstreicht die Therapeutin ihre Unterstützung des Kindes und sagt mit einem kleinen verschmitzten Lächeln:

- *»Du hast recht ... Du hast all das in deinem Gedächtnis, in deinem Gehirn in einer Spezialdatei abgespeichert, mit dem Namen ... den kenne ich nicht ... vielleicht [Name des Kindes] und seine guten Nächte ... oder vielleicht ... hast du einen besseren Namen für diese Datei ... Du wirst sie immer dann leicht finden, wenn du sie brauchst ... wenn du sie verbessern möchtest ... sie aktualisieren möchtest ... oder diese Übung vor dem Schlafengehen durchführen möchtest.«* (direkte und indirekte posthypnotische Suggestionen – Stärkung des Selbstvertrauens)

#### 3.9.3 Das Kind möchte die Zeichnung verschwinden lassen

Das Kind zerknüllt die Zeichnung oder zerreißt sie und wirft sie dann in den Papierkorb des Behandlungszimmers. Diese Entscheidung ist eher ungewöhnlich und wird häufig von älteren Kindern mit schlechtem Selbstwertgefühl getroffen, oder denen es zu peinlich ist, wenn diese Zeichnung weiterhin existiert, sei es bei der Therapeutin in der Akte, sei es zu Hause.

Die Therapeutin unterstützt diese Handlung und ergänzt z. B.:

- *»Sehr gut, du hast vollkommen recht, alles ist in deinem Gedächtnis gespeichert; du brauchst die Zeichnung nicht mehr.«*
- *»Gute Entscheidung; die Zeichnung ist jetzt überflüssig.«*
- *»Sehr gut, du hast gute Gründe, so zu handeln.«*
- *»Perfekt, du weißt, dass du immer eine neue Zeichnung anfertigen kannst, ganz auf deine Art, wenn du es brauchst.«*

Die Vernichtung der Zeichnung kann sich so schnell abspielen, dass die Therapeutin keine Zeit hat, um Erlaubnis für ein Foto zu bitten. Die Zeichnung verschwindet dann ganz einfach.

**Merkkasten**

**Was wird aus der Zeichnung?**

Das Kind entscheidet, nicht die Bezugsperson!

Manche nehmen die Zeichnung mit nach Hause (Umschlag zur Verfügung stellen), andere lassen sie in der Praxis (für die Akte). Selten passiert es, dass Kinder die Zeichnung so schnell wie möglich zerknüllt oder zerrissen in den Papierkorb werfen, bevor sie das Behandlungszimmer verlassen.

Die Therapeutin kann das Kind um Erlaubnis bitten, sein Werk unter Respektierung seiner Anonymität zu fotografieren (falls es nicht schon vernichtet ist):

1) um die in der Sitzung geleistete Arbeit zu dokumentieren und sich in den folgenden Stunden darauf zu beziehen.
2) um die Zeichnung auf Fortbildungsveranstaltungen vorzustellen.
3) für die eigene berufliche Supervision.

## 3.10 Der Abschluss der Sitzung

Wenn die Phase des Zeichnens abgeschlossen ist, neigt sich auch die Sitzung ihrem Ende zu. Der Abschluss kann situationsabhängig variieren.

### 3.10.1 Kind und Elternteil waren während der gesamten Sitzung beide anwesend

Verschiedene Fragen und Anmerkungen können in beliebiger Anzahl und Reihenfolge angeschlossen werden.

**Ende der Arbeit**

An das Kind gerichtet:

- *»Deine eigene Arbeit ist zu Ende; du weißt nun, wie es geht.«*

**Abschließende Klärung von Fragen**

An Eltern und Kind gerichtet:

- *»Gibt es noch etwas zu besprechen? Ist alles in Ordnung? Ist alles geklärt?«*

Womöglich möchte der Elternteil gern mitteilen, wie er die Sitzung erlebt hat. Die meiste Zeit befand er sich im Hintergrund. Nun hat er das Recht, sich ein paar Minuten zu äußern. Die Bezugsperson ist oft angenehm überrascht und zufrieden mit der angewandten Methode. Sie lobt das Kind, eine so gute Arbeit aus sich heraus geleistet zu haben. Ein schöner Moment für das Kind, vonseiten dieser nahestehenden Person etwas Positives zu hören!

**Danksagungen**

So wie das Kind hört auch der Elternteil gern etwas Positives aus dem Mund der Therapeutin! Ganz gleich, was sie sagen: Die Eltern tragen oft ein kleines Schuldgefühl in sich in Bezug auf das Problem ihres Kindes. Ein Dankeschön vonseiten der Therapeutin tut ihnen sicher gut:

- *»Danke dafür, dass Sie hier sind, um Ihr Kind zu unterstützen!«*
- *»Danke dafür, dass Sie dieser Vorgehensweise offen gegenüber stehen!«*

**Was soll wie mit Familie und Freunden besprochen werden?**

- *»Deine Freunde / deine Familie / deine Geschwister werden dich bestimmt fragen, was du hier gemacht hast. Was wirst du ihnen darauf antworten? ... Was sollten sie wissen?«*

Die Therapeutin hilft dem Kind dabei, Formulierungen zu finden, die es anderen gegenüber benutzen könnte, ohne dass dies zu einer peinlichen Befragung wird. Eine häufige Antwort des Kindes lautet: »Wir haben zusammen was erzählt, und ich habe dabei was gemalt. Außerdem habe ich mir was vorgestellt. Ich habe mit meinem Gehirn gearbeitet, ich habe gespielt ... «

Jugendliche äußern sich meist mit einer Portion Humor: »Sie hat nur gelabert, ich hab gar nichts gemacht!« oder »Das geht die nichts an!«.

**Hausaufgaben**

Die Therapeutin spricht außerdem noch ein bei Eltern beliebtes Thema an: die Hausaufgaben – und zwar, bevor die Eltern die Frage stellen: »*Hat Emil Hausaufgaben auf?*«

Die Kurzversion wäre, dem Kind mitzuteilen: »*Was ich dir empfehle, ist, dass es an dir liegt, etwas zu tun, an dir, dich zu erinnern, an dir, die Fortschritte zu beobachten.*« Einfach die Dinge kurz und bündig auf den Punkt bringen.

Das Thema »Hausaufgaben« kann aber auch ausführlicher diskutiert werden.

Ich persönlich finde, dass die Metapher »Der Trainer und der Sportler« die Familien perfekt anspricht. Lehrer geben Hausaufgaben auf, die zu einem bestimmten Zeitpunkt fertig sein müssen. Der Trainer wiederum zeigt Techniken, und der Spieler hat die Aufgabe, den richtigen Rhythmus zu finden und Häufigkeit und Intensität des Trainings nach eigenem Ermessen zu wählen. Ebenso stellt die Therapeutin dem Kind Techniken zur Verfügung, welche es dann nach Belieben übt. Das Kind eignet sich diese Techniken in Eigenarbeit an.

An das Kind gerichtet fragt die Therapeutin:

- »*Was wirst du zu Hause machen, um die Arbeit fortzusetzen?*«

Das Kind entscheidet, seine Autonomie ist zu respektieren.

Ganz gleich, was es sagt, die Antwort lautet immer:

- »*Sehr gut, super Idee!*« (Anerkennung)

Oft antwortet das Kind: »Ich werde die Übung vor dem Schlafengehen wiederholen und bevor ich in die Schule gehe.«

Jüngere Kinder entscheiden sich manchmal, die Zeichnung beispielsweise in eine Schublade ihrer Kommode zu legen, mit Magneten am Kühlschrank zu befestigen oder sie an die Wand bzw. die Zimmertür zu kleben. Letzteres hat den Vorteil, dass die Zeichnung bei offener Tür nicht zu sehen ist und bei geschlossener Tür als visuelle Erinnerung vor dem Schlafengehen dient.

Größere Kinder kündigen oft an: »Nichts« oder »Ich kümmer' mich drum«. Das hört sich vage und unbestimmt an, reicht aber völlig aus. Die Therapeutin hat sich zurückzunehmen und dem Kind zu vertrauen. Trotzdem kann sie anfügen:

- » *Du weißt, wie man's macht ... Je öfter du übst, desto besser und schneller wird es gelingen ... und umso leichter wird es ...*« (wieder die Worte aus der Hypnosesitzung verwenden)

Anzumerken ist, dass die Eltern häufig erleichtert sind, wenn sie die obigen Worte hören. »Zumindest wird es keine Hausaufgaben zu kontrollieren geben«, denken sie sich bestimmt.

**Andere aktuelle Interventionen aufrechterhalten oder nicht?**

Die Einführung der hypnotischen Zeichnung und der Selbsthypnose-Technik besagt nicht, dass alle anderen Interventionen eingestellt werden müssen. Die Therapeutin lässt das Kind entscheiden, ob es etwas verändern möchte, ob es die nicht pharmakologischen Interventionen, die in diesem Moment eingesetzt werden (Tragen von Windeln, Alarmgerät ...), beenden möchte. Das Kind ist der Chef seines Körpers. Es entscheidet selbst – entweder direkt in der Sitzung oder zu Hause, nachdem es sich noch einmal Gedanken darüber gemacht hat.

Was die medikamentöse Behandlung angeht, sollte die Familie mit dem behandelnden Arzt sprechen. Als Pädiaterin übernehme ich das ab und an selbst.

Zudem kann die Therapeutin noch einige Informationen über Windeln und Alarmgerät liefern, falls nicht schon im Vorhinein geschehen:

- *»Wir wissen viel über das Alarmgerät. Alle Studien sprechen davon, dass diese Methode zu 65–70 % wirksam ist. Aber diese Untersuchungen sagen nichts über die 30–35 % der Betroffenen, die damit nicht trocken werden. Und sie erklären nicht, wie genau bestimmte Kinder trocken werden. Darüber hinaus gibt es 30 % Rückfälle. Diese Rezidive machen eine zweite Behandlung erforderlich, wovon 70 % erfolgreich verlaufen und 30 % erneut einen Rückfall haben ... Mit der Trainingsmethode, die du hier gelernt hast, gibt es wenig Rückfälle. Die wenigen ›Unfälle‹ können oft mit ein, zwei weiteren Sitzungen korrigiert werden. Außerdem sind die Alarmgeräte kontraintuitiv (sie aktivieren sich erst durch die Feuchtigkeit nach dem Einnässen). Sie wecken die ganze Familie. Und der Mensch sollte die ganze Nacht durchschlafen. Absichtlich nachts aufgeweckt zu werden, passt nicht zu unseren normalen Bedürfnissen.«*

Wenn sich Jugendliche dazu entscheiden, weiterhin Windeln zu tragen, kann die Therapeutin in Gegenwart des Elternteils entschlossen anmerken:

- *»Perfekt. Du bist für die Windeln verantwortlich. Du kümmerst dich darum, dass immer genug da sind. Wenn keine mehr da sind, bringen deine Eltern dich zum Laden, wenn es gerade passt (oder du gehst alleine hin). Du wählst welche aus, legst sie in den Einkaufswagen, gehst damit zur Kasse, legst sie in deine Einkaufstasche und trägst sie nach Hause. Dort räumst du die Windeln an den Platz, an den sie hingehören.«*

Es geht darum, erneut deutlich zu machen, dass alles in der Verantwortung des Jugendlichen liegt, denn es ist seine Entscheidung. Diese Worte führen oft zu negativen nonverbalen Reaktionen seinerseits. Besteht ein guter Rapport, erlaube ich mir zu bemerken, dass ich diese Worte mit Bedacht gewählt habe. Sie erzeugen eine schnelle Veränderung und die Eltern werden entlastet.

### Die Verantwortlichkeiten eines jeden

Es ist wichtig zu klären, wer wofür verantwortlich ist. Ich persönlich lege größten Wert auf dieses Thema. Die folgende einfache Metapher führt in der Regel zu langem Schweigen von Eltern und Kind; alle haben es verstanden!

THERAPEUTIN Emil ist 2 Jahre alt. Er kippt sein volles Wasserglas während des Essens um. Wer wischt das Wasser weg?

*Die Antwort des Kindes lautet eigentlich immer: »Mama« oder »Papa«.*

THERAPEUTIN Emil ist inzwischen 12 Jahre alt *(aktuelles Alter des Kindes)*. Er kippt sein Glas um. Wasser läuft vom Tisch auf den Boden. Wer ist verantwortlich für das Saubermachen?

*Meist lautet die Antwort des Kindes: »Das bin ich.«*

THERAPEUTIN Sehr gut.

*Wenn das Kind antwortet: »Mama« oder »Papa«, ist das oft von einem kleinen Lächeln in Richtung des anwesenden Elternteils begleitet. In diesem Fall ist es interessant, die Dynamik zwischen Elternteil und Kind zu beobachten. Gibt es Konflikte, Störungen in der Beziehung oder macht das Kind nur einen kleinen Witz? Zu diesem Zeitpunkt der Behandlung wird auf mögliche Beziehungsprobleme nicht eingegangen. Falls das Problem bestehen bleibt, wird man in den folgenden Sitzungen darauf zu sprechen kommen.*

THERAPEUTIN »Ah ja? *(mit erstauntem Blick)* ... Wirklich? Bist du sicher?«

*In der Regel lächelt das Kind und verbessert sich rasch: »Das bin ich.«*

THERAPEUTIN »Sehr gut!« *(Die Therapeutin seufzt erleichtert auf und lässt ihre nonverbalen Zeichen sprechen.)*

**Auflistung der Verantwortlichkeiten**

Auch die Eltern haben natürlich ihre Verantwortlichkeiten.

Sie müssen sicherstellen, dass es eine Waschmaschine gibt, Strom, Wasser, Waschpulver, Wäscheklammern, ausreichend Bettlaken, ein Badezimmer, saubere Wäsche ... Meist lässt sich bei diesen Worten ein Lächeln seitens der Eltern beobachten.

Die Eltern dürfen das Bett nicht machen, wenn das Kind nicht zu Hause ist; eine Angewohnheit, von der viele Eltern nicht lassen können! Man muss sicherstellen, dass alle Eltern damit einverstanden sind, besonders wenn das Kind in verschiedenen Haushalten lebt.

Und wie bereits angedeutet, hat das Kind ebenfalls seine Verantwortlichkeiten.

Es muss sich waschen und seine Kleidung sauber und trocken halten. Die schmutzigen Laken muss es abziehen und zusammen mit den nassen Kleidungsstücken in die Waschmaschine stecken (diese Details müssen angesprochen werden, damit Eltern und Kind auf dem gleichen Stand sind). Außerdem muss das Kind sein Bett neu beziehen. Falls die Zeit am Morgen vor der Schule dafür nicht reicht, kann es dies nach der Schule erledigen oder auch direkt vor dem Schlafengehen. Es macht sein Bett auf seine Art, die Eltern dürfen auf seine Bitte hin helfen, falls es noch sehr jung ist oder das Bett schwierig zu beziehen ist, z. B. bei einem Hochbett.

Die Therapeutin sollte wiederholt betonen:

- *»Das ist keine Bestrafung, das sind ausschließlich Verantwortlichkeiten!«*

Auch ein Vertrag zwischen Eltern und Kind kann vorgeschlagen werden, so wie er in der Geschäftswelt üblich ist. Beide Parteien unterschreiben den Vertrag. Die Nichteinhaltung des Vertrages zieht »Konsequenzen« nach sich. Humor spielt an dieser Stelle eine große Rolle.

Diese Regelung mag hart erscheinen, aber oft ist nach diesem Gespräch Erleichterung auf beiden Seiten zu spüren. Alle wissen jetzt, wofür sie verantwortlich sind. Punkt. Schluss mit Ausreden, Kapriolen,

Erpressungen und unerfreulichen Diskussionen! »Endlich kann man über andere Sachen sprechen, wenn man Zeit miteinander verbringt,« hört man häufig von den Eltern bei den folgenden Treffen.

**Nachbereitung**

Es reicht aus, folgende Fragen zu stellen:

- *»Wie geht es weiter mit uns?«, »Möchtest du mich wiedersehen? Und wenn ja, wann?«*

Diese beiden Fragen zeigen unterschwellig, dass die Therapeutin ihre Arbeit beendet hat (oder nahezu), und dass es nun am Kind ist zu agieren. Der Elternteil und das Kind sind daraufhin wahrscheinlich erstaunt; sie sind es gewohnt, von Therapeuten Folgetermine vorgeschrieben zu bekommen.

Mehrere Möglichkeiten ergeben sich daraus:

1) Das Kind antwortet: »Ja, ich möchte Sie wiedersehen.« Diese Antwort kommt meist von ausgelasseneren Kindern. Die Therapeutin schlägt einen Termin in 4–8 Wochen vor. Das scheint der optimale Abstand zu sein, um dem Kind Zeit für spürbare Veränderungen zu geben.
2) Das Kind weiß nicht, was es sagen soll (gewöhnlich ist ein Schulterzucken vielsagend). Nach meiner Erfahrung ist das die gängigste Antwort. Das Kind hat in der Tat noch niemals die Möglichkeit gehabt, eine derartige Entscheidung allein zu treffen. Außerdem ist sein Kopf bestimmt ziemlich voll nach all der Arbeit! Die Therapeutin gibt ihm Zeit und Raum, um sich zu entscheiden.
   - *»Du brauchst mir nicht sofort zu antworten. Nimm dir Zeit. Du kannst mir auch einfach eine Nachricht schicken. Ich werde deine Familie in ein paar Tagen anrufen … Ich bin neugierig … Ist das in Ordnung für dich?«*

   Bei diesen Worten lächelt das Kind wahrscheinlich erleichtert: Kein Druck!
3) Das Kind sagt: »Nein!« Diese Antwort ist ausgesprochen selten. Sie genügt aber; man muss nicht mehr wissen. Das Kind kann etliche Gründe haben, so zu antworten; dies ist nicht der richtige Rahmen und Moment, um nachzufragen. Die Therapeutin

respektiert die Entscheidung und die Ehrlichkeit des Kindes und bedankt sich für seinen Besuch.

- *»Danke für unser Treffen, danke dafür, dass ich dich kennenlernen durfte! Es hat mir großes Vergnügen bereitet, mit dir dieses Wissen zu teilen; es liegt an dir, ab jetzt für dich selbst zu sorgen. Ich bin da, wenn du mich brauchst. Mach weiter so, gutes Gelingen!«*

Danach:

- *»Ich werde deine Eltern in ein paar Tagen anrufen … Ich bin neugierig … Ist das in Ordnung für dich?«* (Das Kind lehnt diese Bitte eigentlich nie ab. Möglicherweise fühlt es sich nicht angesprochen, weil die Therapeutin seine Eltern anruft.)

Seien Sie zuverlässig: Ein Versprechen ist ein Versprechen! Eine kleine unerwartete Geste, die Kind und Familie zu schätzen wissen. Die implizite Botschaft lautet: »Der Therapeutin liegt mein Kind am Herzen – sie ist aufrichtig und nimmt ihre Aufgabe ernst.«

**Eltern im Trancezustand**

Die anwesende Bezugsperson hat in der Therapiestunde eine eigene hypnotische Sitzung inklusive Selbsthypnose erlebt. Während der gesamten Sitzung hat die Therapeutin sie aus dem Augenwinkel beobachtet. Vermutlich hat sie sich wenig bewegt, war aufmerksam, ruhig und fühlte sich offensichtlich wohl. Vielleicht hatte sie während der Selbsthypnose sogar die Augen geschlossen. Was hat sich da oben im Gehirn des Elternteils abgespielt? War er auch weit weg, an einem anderen Ort? Wer weiß? Es handelt sich hier um eine sehr persönliche Angelegenheit! Das ist nicht der richtige Moment, solche Fragen zu stellen, insbesondere in Gegenwart des Kindes.

Zumindest hat der Elternteil gesehen, dass medizinische Hypnose in keiner Weise der Bühnenhypnose ähnelt. Und sicherlich profitieren auch Eltern davon, denn oft strahlen sie beim Verlassen des Behandlungszimmers Ruhe aus (im Gegensatz zum Beginn der Sitzung).

**Vorteil der elterlichen Präsenz bei der Behandlung**

Im Verlauf der Sitzung konnte der Elternteil mit eigenen Augen sehen, wie sein Kind durch den anatomischen Aufbau seines Harnwegssystems geleitet wurde. Er konnte das Kind dabei beobachten, wie es die Kontrolle über seine Entscheidungen behielt und seine Selbsthypnose durchführte – und all das mit Wohlbehagen. Von da an sind Eltern besser gerüstet, um ihr Kind zu verstehen und ihm bei Bedarf zu Hause zu helfen; sie werden zu Co-Therapeuten.

### 3.10.2 Das Kind wird von den Eltern begleitet, befindet sich dann aber während der eigentlichen Arbeit allein im Behandlungsraum

Besonders bei Jugendlichen ist das der Fall. Mit ihnen wird eine therapeutische Allianz geschlossen. Wie soll man nun ihre Autonomie respektieren und parallel dazu den Elternteil mit ins Boot holen? Jugendliche wissen, dass die Eltern Fragen stellen werden, und hoffen vermutlich, dass diese Fragen für sie nicht peinlich sind.

Die Verantwortlichkeiten eines jeden Einzelnen, mögliche Anpassungen aktueller Interventionen und das weitere Vorgehen werden in Gegenwart des Elternteils besprochen. Bis auf kleine Abweichungen geht es um dieselben Themen wie in Kapitel 3.10.1.

#### Vorbereitung der Rückkehr des Elternteils in den Behandlungsraum

Nachdem die Therapeutin sich beim Jugendlichen für die geleistete Arbeit und die Beantwortung aller Fragen bedankt hat, hilft sie ihm dabei, seine geplanten nächsten Schritte so in Worte zu fassen, damit auch der Elternteil zufrieden ist. Die Therapeutin wird zum Mediator der Verhandlung zwischen Eltern und Kind.

- *»Es wird Zeit, deine Eltern wieder hereinzubitten ... «*
- *»Was möchtest du ihnen darüber berichten, was du hier gemacht hast?«*
- *»Was müssen sie wissen?«*
- *»Deine Eltern wollen ihr Bestes geben, um dir zu helfen, wenn ihr wieder zu Hause seid. Wie können sie dir helfen?«*

Die Antwort »Ich habe ihnen nichts zu sagen« reicht nicht. Kind und Therapeutin wissen, dass der Elternteil genauere Erklärungen braucht. Die Therapeutin wiederholt also die Fragen und unterstützt das Kind dabei, deutlichere Worte zu finden, die sowohl das wohlwollende Interesse der Eltern und als auch den Wunsch des Kindes nach Autonomie respektieren.

Danach:

- *»Sehr gut ... Kannst du sie bitte hereinholen? Danke!«*

**Update für den Elternteil**

Wenn der Elternteil zurück ins Behandlungszimmer kommt, lautet die erste unvermeidliche Frage in der Regel: »Nun, wie ist es gelaufen?« Zunächst lässt die Therapeutin das Kind antworten. Im Allgemeinen ist es nicht sonderlich gesprächig. Die Antwort »Gut« ist für den Elternteil nicht unbedingt zufriedenstellend. Also ergänzt die Therapeutin:

- *»Er hat gute Arbeit geleistet.«* (immer die Arbeit des Kindes anerkennen)

Dann wendet sie sich an das Kind und stellt die obigen Fragen erneut:

- *»Was möchtest du darüber berichten, was du hier gemacht hast?«*
- *»Was müssen deine Eltern wissen?«*
- *»Deine Eltern wollen ihr Bestes geben, um dir zu helfen, wenn ihr wieder zu Hause seid: Wie können sie dir helfen?«*

Ein Gespräch über zu erledigende »Hausaufgaben« ist in der Regel nicht zu vermeiden.

### 3.10.3 Jugendliche ohne Begleitung

Der Abschluss geht hier meist zügig. Dieselben Themen wie oben werden behandelt. Die Therapeutin bietet dem Jugendlichen das nötige Rüstzeug an, das ihm ermöglicht, seine Autonomie bei der Rückkehr nach Hause zu behaupten.

**Merkkasten**

**Der Abschluss der Sitzung**

Folgende Themen werden besprochen:

- Anpassung oder Beibehaltung der aktuellen Interventionen
- Verantwortlichkeiten der Eltern
- Verantwortlichkeiten des Kindes
- Autonomie des Kindes

- Welche Informationen werden an Familie und Freunde weitergegeben?
- Hausaufgaben: ja oder nein?
- das weitere Vorgehen.

Der Gesprächsverlauf variiert je nach An- oder Abwesenheit der Eltern während der Phasen des hypnotischen Zeichnens.

# 4 Das telefonische Nachgespräch

## 4.1 Warum?

Die Therapeutin weiß genau, was ein Versprechen für ein Kind bedeutet. Das Kind wird sich für immer daran erinnern, wenn das Versprechen nicht gehalten wird. Für eine neugierige und engagierte Therapeutin ist das telefonische Nachgespräch außerdem ein Motivator: Ein Teil von ihr möchte vermutlich hören, dass Kind und Familie auf dem richtigen Weg sind.

Durch dieses telefonische Gespräch wird zudem die Hilfe für Kind und Familie indirekt reaktiviert; sie fühlen sich unterstützt.

## 4.2 Wann?

Es gibt hier keine Regel. Bei mir findet das Nachgespräch 5–15 Tage nach der Präsenzsitzung statt – abhängig von meiner Verfügbarkeit und dem Stand des Arztbriefes.

## 4.3 Wie?

Eine telefonische Kommunikation erlaubt einen ergiebigeren Austausch. Eine Nachricht per Telefon, E-Mail oder als SMS kommt auch in Betracht.

## 4.4 Dauer

Das in der Regel kurze Gespräch dauert maximal 5 min und erfolgt bevorzugt mit dem Elternteil, mit dem bereits eine Arbeitsbeziehung besteht. Es ist ratsam, einen weiteren Präsenz- oder Online-Termin vorzuschlagen, falls viele Fragen seitens des Elternteils bestehen oder dieser zusätzliche Informationen mitteilen möchte (Ängste, schulische Probleme ...).

## 4.5 Themenbereiche

Im Falle großer Probleme hätten sich die Eltern sicher schon früher gemeldet. Der Austausch dient schlicht und einfach der Aufrechterhaltung der therapeutischen Beziehung. Die Fragestellung ist einfach und offen:

- *»Wie läuft es?«*

Die Therapeutin hört zu. Radikale, schnelle Veränderungen sowie ein 100-prozentiger Stopp des Einnässens sind nicht selten. Geringere Veränderungen (Steigerung der Verantwortung des Kindes, bessere Eltern-Kind-Interaktion, weniger nasses Bett ...) zeigen an, dass das Kind auf einem guten Weg ist.

Die Therapeutin bietet Eltern und Kind eine emotionale Unterstützung:

- *»Sehr gut, machen Sie weiter so und sagen Sie Ihrem Kind, dass ich angerufen habe.«*

Manchmal spricht der Elternteil den Wunsch des Kindes an, noch einmal zur Beratung zu kommen.

> **Merkkasten**
>
> Ein kurzer Kontakt mit der Familie per Telefon, E-Mail oder SMS einige Tage nach der Präsenzsitzung stärkt die therapeutische Beziehung und ermöglicht es, sich zu vergewissern, dass alle auf dem richtigen Weg sind.

# 5 Die Utilisation der hypnotischen Zeichnung in den Folgesitzungen

Oft gibt es keine Folgesitzungen. Das Problem ist behoben. Mein Gefühl bei der Präsenzsitzung, Qualität oder Quantität der vom Kind geleisteten Arbeit, die Komplexität bzw. Einfachheit der Zeichnung, die An- oder Abwesenheit des Elternteils sowie das kurze Telefongespräch in der Folge geben keinen Aufschluss über den späteren Grad des Erfolgs des Kindes und die Zukunft unserer therapeutischen Beziehung.

Auf die Gefahr hin, mich zu wiederholen: Bei dieser Arbeitsmethode fungiert die Therapeutin als Wegweiserin. Sie hält sich zurück und wartet ab. Sie weiß, dass die Inanspruchnahme ihrer Unterstützung durch ein motiviertes Kind die besten Resultate erreicht, wie bei allen psychologischen und hypnotherapeutischen Interventionen. Die Enuresis ist das Problem des Kindes, aber auch die Familie spielt eine bedeutsame Rolle: Die Eltern sind es, die den ersten Schritt machen müssen.

Wie in Kapitel 3 bereits angekündigt, wird ein Termin für eine zweite Sitzung selten direkt nach der ersten Sitzung vereinbart. Eltern und Kind bevorzugen es, deren Inhalt zunächst in räumlichem und zeitlichem Abstand verarbeiten zu können. Obwohl die Arbeit spielerisch erscheint, ist sie sehr intensiv. Es ist also zwingend notwendig, dem Kind den Raum zu geben, damit es seine emergenten Eigenschaften ausbauen und festigen und die gewünschten Veränderungen erzielen kann. Man muss ihm Vertrauen schenken; es hat alles verstanden und wird die Therapeutin kontaktieren, wenn es ihm notwendig erscheint.

## 5.1 Kontext

### 5.1.1 Wer bittet um einen zweiten Termin?

Meistens vermitteln die Eltern den Wunsch des Kindes nach einem zweiten Termin. In meiner Praxis kommt es hin und wieder vor, dass ein Kind der Dame an der Rezeption einen kleinen selbstgeschriebenen Brief mit der Bitte um einen Folgetermin zuschiebt. Es kennt inzwischen seine Therapeutin, hat gute Erinnerungen an den ersten Besuch. Es ist selbstsicherer geworden, um dieses Mal eigenständig um Unterstützung zu bitten. Selten erhält die Therapeutin von einem Angehörigen oder dem behandelnden Arzt einen zusätzlichen Brief mit der Bitte um erneute Beratung.

### 5.1.2 Der Zeitraum zwischen dem ersten Besuch und den folgenden Sitzungen

Der Zeitraum variiert zwischen einigen Wochen und Jahren.

### 5.1.3 Gründe für die Bitte um einen Folgetermin

Die Gründe fallen in eine der drei folgenden Kategorien, von denen jede eine andere Intervention erforderlich macht:

- Das Kind war noch nicht bereit: Eventuell noch vorhandene Hürden, die das Kind an der Lösung des Problems nach der ersten Sitzung hindern, sind: junges Alter (um die 8–9 Jahre); das Einnässen löst keine Scham aus oder ist leicht zu verheimlichen; es ist angenehmer, das Problem aufrechtzuerhalten; familiäre Konflikte; Beziehungsprobleme.
- unbefriedigende Resultate: Das Kind findet, dass die bisherigen Fortschritte nicht ausreichen. Es ist frustriert, beunruhigt und besorgt oder vielleicht fehlt es ihm an Selbstvertrauen. Sein Wunsch ist es, das Problem zu 100 % zu lösen, aber es scheint eine Blockade zu geben.
- Das Problem tritt erneut auf, nachdem es für eine gewisse Zeit gelöst schien: Das Kind hatte das Problem für Wochen, Monate oder sogar Jahre gelöst. Nun ist es aus einem noch nicht erkannten Grund »zurückgekehrt«.

## 5.2 Vorschläge für Interventionen

Die in der Folgesitzung zu leistende Arbeit hängt von der Agenda des Kindes ab. Die einzige Regel ist, in Erfahrung zu bringen, wo das Kind momentan steht (das aktuelle Problem) und wohin es möchte (die gewünschte Veränderung). Die Therapeutin greift die Grundzüge aus Kapitel 3 mit einigen Anpassungen wieder auf und bietet dann ein Telefongespräch (Kap. 4) an.

Oft ist das Kind währenddessen engagiert, redselig und bittet darum, während der Sitzung allein im Raum zu bleiben. Die Therapeutin ist für das Kind keine »Fremde« mehr. Besondere Aufmerksamkeit sollte Kindern geschenkt werden, die sich weiterhin an ihren Elternteil klammern, nichts sagen und Elternteil oder Therapeutin die ganze Arbeit machen lassen.

Insbesondere für Jugendliche können Ängste, Perfektionismus und schlechtes Selbstwertgefühl zu großen Hürden werden.

Die Familie vertraut sich der Therapeutin nun mehr an, da eine gute Arbeitsbeziehung geschaffen worden ist. Manchmal werden Probleme angesprochen, die zusätzliche Interventionen erforderlich machen (familiäre Konflikte, Mobbing in der Schule, Depression, Angstzustände ...). Wenn die Therapeutin über viele Werkzeuge und Fertigkeiten verfügt, kann sie diese leicht in die Sitzung einbauen oder die Richtung ändern. Aber Achtung: Sobald die von der Familie berichteten aktuellen Probleme außerhalb ihres Zuständigkeits- bzw. Kompetenzbereichs liegen, muss die Familie darüber informiert und an die entsprechenden Stellen verwiesen werden.

### 5.2.1 Das Kind war noch nicht bereit

Wenn einige Monate oder sogar Jahre später erneut um einen Termin gebeten wird, ist diese Beratung zwar wie ein erster Besuch, aber mit einigen kleinen Unterschieden: Die Therapeutin wendet sich nun an ein älteres, motivierteres Kind, dessen Gehirn in der Zwischenzeit mehrere »Updates« erfahren hat. Auch wenn das Kind gesteht, dass es sich an »nichts« aus der vorherigen Interaktion erinnert, hat sein Unbewusstes dennoch abgespeichert, was damals besprochen worden ist, ebenso wie die Zeichnung, die es angefertigt hat, und hypnotische Erfahrungen. Eine Kopie der Zeichnung, falls sie in der Akte aufbewahrt worden ist, bewirkt häufig eine positive Reaktion und ein Lächeln. »Ach ja, ich erinnere mich!«, hört man dann oft.

Mit den Fragen aus dem Vorgespräch (siehe Kap. 2) wird die Akte auf den neuesten Stand gebracht. Die Therapeutin sucht nach der Antwort auf die Frage »Warum jetzt und nicht früher ... und nicht später, z. B. in einigen Monaten?«, nach der Dringlichkeit, das Problem zu lösen, die das Kind vorher anscheinend nicht empfunden hat. Ist es mehr aus Peinlichkeit oder Verlegenheit, weil z. B. eine große Reise in den Schulferien geplant ist, ist es ein lähmendes Schamgefühl oder einfach nur das Gefühl von »Ich bin jetzt bereit«?

Die Therapeutin über- und unternimmt alle in Kapitel 3 beschriebenen Schritte. Die Erinnerung des Kindes kehrt ins bewusste Gedächtnis zurück, was seine Arbeit beschleunigt. Damit wird auch die

Zeichnung minimalistischer oder erübrigt sich ganz. Das Kind spricht weniger, die Phasen der formellen und der Selbsthypnose verlaufen erfolgreich und schnell.

### 5.2.2 Das Kind empfindet die erzielte Verbesserung als ungenügend

Die Therapeutin bittet zunächst um Klärung. Was will das Kind sagen, wenn es erklärt, dass die Verbesserung nicht ausreicht? Wo steht das Kind momentan im Vergleich zu seinem ersten Besuch? Eine Skala ist hilfreich, um die Verbesserung der Symptomatik einzuschätzen.

Die Therapeutin hört dem Kind zu, wie es die aktuelle Situation anhand seiner damaligen Zeichnung (falls noch verfügbar) detailliert beschreibt:

- *»Kannst du mir erklären, was du zurzeit machst?«*
- *»Wie bereitest du dich darauf vor, einen Erfolg zu erleben?«* (Visualisierung vor dem Schlafengehen ...)
- *»Was hast du von dem umgesetzt, was wir beim letzten Mal besprochen haben? Was hast du anders gemacht?«*
- *» Wie erklärst du dir den unzureichenden Erfolg?«*
- *»Was fehlt noch nach deiner Meinung? Was haben wir vergessen?«*

Im Anschluss (Beginn der Intervention):

- *»Da dein Gehirn weiter gewachsen ist, mehr Nervenzellen und mehr Verbindungen der Nervenzellen untereinander hat ... .und natürlich Updates ... schauen wir uns noch einmal an, was wir anpassen müssen.«*

Die Worte der Therapeutin implizieren, dass das Kind schon einen Großteil der Arbeit erledigt hat. Nun bleibt nichts mehr übrig außer einer Feineinstellung. Eine Erleichterung für das Kind!

Jüngere Kinder zeichnen dann häufig spontan und freiwillig. Die Zeichnung kann sich deutlich von der ersten unterscheiden. Oft werden im Gehirn Klingeln, Torwächter, Lampen, Ladegeräte, Bausteine, das neueste Handymodell etc. hinzugefügt. Manche Kinder bringen unter ihrer Blase ein Türschloss an, das sich mit einem Schlüssel oder auf eine andere Art noch hermetischer verriegeln lässt. Die kindliche Vorstellungskraft ist die einzige Begrenzung.

Jugendliche weisen in der Regel den Vorschlag, eine neue Zeichnung anzufertigen, zurück (meist nur nonverbal!). Sie arbeiten lieber mit formeller Hypnose und Selbsthypnose. Auf der langen Reise der Enttäuschungen, die hinter dem Jugendlichen liegt, hat sein Selbstwertgefühl deutlich gelitten. Ein Teil von ihm hat »Hypnose« wahrscheinlich schon fast auf seine lange »Liste von Misserfolgen« gesetzt. Die Arbeit am Selbstwertgefühl und an der Verortung von Erfolgserlebnissen im Körper während der formellen Hypnosesitzung führt in diesen Fällen zu deutlichen Verbesserungen. Indem man dem Jugendlichen das Reden überlässt, kann er auch in seinem eigenen Erleben eine Lösung finden.

**Beispiel**

Emmanuel ist ein 14-jähriger Junge mit Enuresis nocturna. Er hatte zuvor nur Misserfolge mit allen Interventionen erlebt, die man ihm vorschlug. Seine zugewandten Eltern hatten »sämtliche« Modelle von Alarmgeräten gekauft, die im Laufe der Jahre im Internet angeboten wurden. Nach seinem ersten Besuch vor 6 Monaten hatte Emmanuel einige trockene Nächte. Er fühlte sich damals ziemlich zuversichtlich und hoffnungsvoll. Dann kam die Enuresis peu à peu »wie vorher« zurück. Bei dem jetzigen Besuch beschließt er, es ganz alleine zu schaffen, bevor seine Eltern ihm trotz seines fehlenden Einverständnisses ein neues Alarmgerät kaufen, das mit höheren Erfolgsquoten wirbt als andere Systeme.

Emmanuel kann sich gut an seine innere Arbeit sowie die Zeichnung erinnern. Er gibt zu, hohe Anforderungen an sich selbst zu stellen und dass ihn manchmal der Pessimismus überkomme. Die Therapeutin entscheidet sich, den Kurs zu ändern und am Selbstwertgefühl und der Macht negativer Gedanken zu arbeiten.

Emmanuel spielt gerne Rugby. Er erzählt vom letzten Turnier, bei dem die gegnerische Mannschaft ein ganz anderes Kaliber war. In seiner Vorstellung sagte er sich von Beginn des Spiels an, dass er »zerstört« werden würde. Er gibt zu, sehr schlecht gespielt zu haben. Seine Füße, seine Hände, quasi sein ganzer Körper hätten viele »dumme Fehler« gemacht. Es war, als hätten diese negativen Gedanken seinen Körper und sein Gehirn vollständig dominiert. Er ergänzt, am Ende des Spiels enttäuscht gewesen zu sein. Vielleicht hätte seine Mannschaft gewinnen können, wenn sie und er besser gespielt hätten!

Die Therapeutin beobachtet, dass etwas in Emmanuel passiert, während er über dieses Erlebnis berichtet. Seine Schultern hängen herunter, sein Gesicht ist angespannt; er ist in einer Problemtrance. Die Therapeutin nimmt sich die Zeit, Emmanuel dies deutlich zu machen, und erklärt, dass Emotionen im Körper wahrgenommen werden.

Sie stellt den »Saboteur« vor – einen kritischen, vorsichtigen inneren Anteil, der ihn vor möglichen Gefahren warnt (die übermächtigen Gegner) und ihn schützen möchte (vor dem Risiko, sich zu verletzen, weil die Gegner eine Nummer zu groß sind). Aus einem noch unbekannten Grund habe ein anderer Teil von ihm, nämlich »der gute Spieler«, seine Fähigkeiten und Stärken nicht zeigen können.

Vorschlag für eine Intervention: Emmanuel ist der Kapitän seines Gehirns (dieses Konzept wurde beim ersten Präsenztermin eingeführt). Während des hypnotischen Gesprächs geht Emmanuel spontan in seine imaginierte Welt. Er beschreibt detailliert seinen »Saboteur« und seinen »guten Spieler«, lokalisiert sie in seinem Gehirn und lässt sie miteinander sprechen (Personifizierung). Emmanuel schlägt eine Lösung vor: Vor jedem Spiel soll ein positiver Film ablaufen. Dann arbeitet er diesen Vorschlag passend zur Enuresis aus. Ein positiver Film soll vor dem Schlafen ablaufen. Während dieser Überlegungen beginnt Emmanuel, mehr und mehr zu lächeln, und richtet sich dabei auf (körperliche Veränderung begleitet von einer positiven Emotion): Er weiß jetzt, wie es geht …

Bei diesem Beispiel hat das Kind viel von seinem negativen Gefühl gesprochen. Die Therapeutin hilft ihm, sich mit seinen körperlichen Wahrnehmungen auf das positive Gefühl zu fokussieren.

Die Therapeutin kann im Anschluss ganz einfach eine selbsthypnotische Sitzung anleiten:

- *»Jetzt, wo du weißt, wie man es macht, schlage ich dir vor, die Augen zu schließen und dich auf eine gute Nacht vorzubereiten. Du bleibst die ganze Nacht über trocken. Am nächsten Morgen merkst du, wie stolz du auf dich bist! Mach das! Ich sage nichts mehr. Leg los!«*

### 5.2.3 Das Kind mit einem Rezidiv

Nicht selten ist das Kind schon vollständig oder fast trocken und dann kommt es schlagartig oder schrittweise zu einem Rückfall. »Alles lief gut, und jetzt bin ich wieder bei null angekommen!«, heißt es dann oft. Selten passiert es, dass »alles noch schlimmer ist als vorher«. Was für eine Enttäuschung!

Achtung! In einem solchen Fall kann das Selbstvertrauen des Kindes komplett am Boden sein! Die Worte »Ich bin ein Versager«

kommen dann vielleicht aus seinem Mund, begleitet von eindeutigen nonverbalen Zeichen wie seufzen, in sich zusammensacken, das Gesicht verziehen etc.

**Die Therapeutin muss sich vergewissern, dass es sich wirklich um »dieselbe« Enuresis handelt. Eine erneute ärztliche Untersuchung wird vor jeder neuen Intervention nahegelegt, falls die Eltern von anderen physiologischen Veränderungen berichten. Eine eventuell bestehende Obstipation sollte medizinisch behandelt werden. Besteht eine bedeutsame emotionale Störung, bedarf diese anderer Interventionen.**

In erster Linie hört die Therapeutin dem Kind zu und bemerkt wahrscheinlich seine Mutlosigkeit. Was ist seit dem letzten Besuch passiert? Was ist anders? Anschließend wird nach den Ressourcen des Kindes gesucht, die zu der positiven Veränderung in Richtung Trockenwerden beigetragen haben, sowie nach dem Gefühl, das der Erfolg ausgelöst hat. Folgende Fragen können helfen:

- *»Was glaubst du hat zu den trockenen Tagen und Nächten geführt?«*
- *»Was genau war anders an den erfolgreichen Tagen?«*
- *»Wie hast du dich morgens gefühlt, mit trockener Haut und sauberem Schlafanzug? Was hast du anders gemacht?«*

Hier einige Beispiele für die Antworten von Kindern:

- »Ich war müder.«
- »Ich bin später schlafen gegangen.«
- »Ich war entspannter, ausgeruhter.«
- »Das Bett war so weich.«
- »Ich habe mit der Katze im Bett geschlafen.«
- »Ich habe die Wellen und die Zikaden gehört.«
- »Das Badezimmer roch so gut«
- »Ich sprang gut gelaunt aus dem Bett.«
- »Ich habe Mami ein Küsschen gegeben.«
- »Ich war glücklich, ich habe mich gut gefühlt.«

Die Therapeutin bekräftigt die Antworten des Kindes und behält seine Ressourcen im Kopf:

- *»Tatsächlich, das ist das, was hilft.«*
- *»Das ist perfekt ...«*
- *»Das ist gut zu wissen ...«*

Der Prozess des hypnotischen Zeichnens ist derselbe wie in der ersten Sitzung, er läuft nur viel schneller ab. Das Kind arbeitet mit dem, was ihm in erfolgreichen Phasen so gut geholfen hat. Der »Computer« wird auf den neusten Stand gebracht. Irgendwo in seinem Gehirn gibt es eine Datei mit den erforderlichen Daten, um »es gut hinzukriegen«. Nun müssen wir diese Datei suchen, sie benennen und sie tags und nachts leichter zugänglich machen. Das ist nur logisch, denn das Kind weiß, dass es der Chef seines Gehirns ist.

**Beispiel**

Die 10-jährige Elise erklärt, dass sie im letzten Monat in den Ferien am Meer mit ihren Cousins immer trocken war. Sie benennt ihre Ressourcen: das warme Bett, die Zikaden, das Meer, die Katze Miau …

Sie hält eine erneute Zeichnung nicht für nötig. »Alles ist in meinem Kopf«, sagt sie.

Im Rahmen einer formellen Hypnose lässt die Therapeutin sie die körperlichen Wahrnehmungen eines Erfolges wieder erleben. Diese Erfahrung enthält eine Rückkehr in die Vergangenheit und eine Projektion in die Zukunft (Rückkehr in die zukünftige Vergangenheit). Die Tranceanleitung ist personalisiert und an die neuen Ressourcen angepasst. Hier einige Passagen daraus:

*»Ich lade dich ein, dorthin zurückzugehen … dahin, wo du im letzten Monat warst … dorthin zurückzugehen, so zu tun, als ob … in die Zukunft … wie du morgen oder auch heute Abend, bevor du einschläfst … dorthin zurückkehrst, in dieses so warme Bett … Du hörst die Zikaden, den Gesang des Meeres … und Miau … ist auch da … Wie gut du dich fühlst … sehr gut …«*

Diese Zeilen können beim ersten Lesen verwirrend erscheinen. Elises Gehirn hat damit keine Schwierigkeiten, weil sich während der Trance Zukunft, Gegenwart und Vergangenheit vermischen. Indem die Therapeutin vage und ungenau bleibt, lässt sie dem Kind mehr Wahlmöglichkeiten. Mit den Empfindungen zu arbeiten, die das Kind beim Erfolg spürt, ist essenziell.

**Merkkasten**

Der Wunsch nach einer zweiten Sitzung kann Wochen, Monate oder Jahre später geäußert werden. Das Kind ist größer und älter geworden und in der Regel motivierter.

Bei einem **Kind, das noch nicht bereit war**, übernimmt die Therapeutin die Vorgehensweise aus den Kapiteln 2 und 3.

Ein **Kind, das mit seinen Fortschritten unzufrieden ist**, erkundet, was es daran hindert, sein Problem zu 100 % in den Griff zu bekommen. Negative Gedanken verbunden mit einem ängstlichen Anteil liegen dem oft zugrunde.

Ein **Kind mit einem Rezidiv** profitiert von einer Verstärkung seiner früheren Erfolge und dem damit einhergehenden körperlichen Empfinden im Rahmen einer formellen Hypnose.

# 6 Wahrnehmung des hypnotischen Zeichnens durch Kinder und Eltern

Sie als Leser oder Leserin fragen sich sicher, ob die Methode des hypnotischen Zeichnens funktioniert. Vielleicht möchten Sie Beweise, bevor Sie sich die Methode zu eigen machen. Wie bei jeder Arbeit mit Hypnose ist es unmöglich, randomisierte Doppelblindstudien durchzuführen. Die hier vorgestellte Methode basiert, wie bereits zu Beginn des Buches erwähnt, auf Veröffentlichungen von Olness (1975) und Kohen (2024).

## 6.1 Die Rückmeldungen der Familien

Vermutlich fragen Sie sich ebenfalls, ob die Methode vom Kind und seiner Familie angewandt bzw. akzeptiert wird.

Was das betrifft, sollte die Therapeutin als »Reparateurin« fungieren: Sie wird angefordert, wenn es ein Problem zu lösen gilt. Demzufolge gilt für sie: »Keine Nachrichten sind gute Nachrichten.«

Sobald das Problem auf einem guten Weg ist, gelöst zu werden, wird die Familie keinen Kontakt mehr aufnehmen. Sie besitzt die Werkzeuge, das Wissen und das Selbstvertrauen, um das Problem selbständig zu bewältigen. Die Familie weiß, dass die Therapeutin für den Fall der Fälle da ist.

Sobald das Problem zu 100 % gelöst ist, ist es schnell vergessen. Für die ganze Familie beginnt ein neues Kapitel, und das Leben geht weiter. Selten wird die Therapeutin nur kontaktiert, um sie am Erfolg des Kindes teilhaben zu lassen. Es ist super und auch berührend, wenn so etwas passiert. Die Therapeutin erfährt von der Lösung des Problems, sollte sie das Kind aus einem anderen Anlass wiedersehen. Der behandelnde Arzt des Kindes wiederum wird deutlich mehr Rückmeldungen erhalten, ohne explizit danach fragen zu müssen.

Einige Monate nach der bzw. den Intervention(en) eine Rückmeldung zu erhalten, erfordert einen gewissen organisatorischen Aufwand vonseiten der Therapeutin. Es ist ihre Aufgabe, sich erneut mit der Familie in Verbindung zu setzen, um sich auf den neusten Stand zu bringen. Ein Erinnerungssystem im Kalender – egal ob elektronisch oder in Papierform – kann dabei helfen. Ein kurzer Telefonanruf von nicht mehr als 10 Minuten wird obendrein von den Familien sehr geschätzt.

Ich erlaube mir, hier ein paar der wiederkehrenden Rückmeldungen seitens der Familien aufzuführen. Für die Forschung sind diese Rückmeldungen nichts anderes als Anekdoten. Meistens erhalte ich sie im Rahmen eines Telefonats, selten in Präsenz.

**Äußerungen der Eltern:**
**Der Erfolg der hypnotischen Zeichnung wird folgenden »Umständen« zugeschrieben:**

- die Einfachheit der Erklärungen
- die Entmythisierung des Problems
- das intensive Engagement des Kindes
- die Wertschätzung der kindlichen Fertigkeiten
- die Vertrauensbildung des Kindes
- der Abstand von den Eltern
- eine individuell abgestimmte und selbständige Arbeit.

**Die Lösung des Problems hat folgende Auswirkungen:**

- Das Kind ist daran gewachsen.
- Das Kind ist aufgeblüht.
- Das Kind hat mehr Selbstvertrauen.
- Das Kind ist mutiger.
- Das Kind ist neugierig auf die Welt.
- Die Beziehung Eltern-Kind-Geschwister hat sich zum Positiven entwickelt.

**Äußerungen des Kindes (wenige Worte und viel Nonverbales bei den Präsenztreffen):**

- Ich bin glücklich.
- Das ist super.
- Ich feiere meinen Erfolg in meinem Kopf.
- Ich mache dasselbe im Sport, ich spiele besser.

## 6.2 Sekundärgewinn

Wie nach allen hypnotherapeutischen Interventionen weitet das Kind das erlernte Wissen schnell zu seinem eigenen Nutzen auf andere

Bereiche seines Lebens aus. Das gilt sowohl für die persönlichen Beziehungen als auch für den schulischen Bereich sowie den Sport. Das Kind versteht, wie es mit seinem Gehirn arbeiten kann, wie es einen erwünschten positiven Effekt visualisieren kann. Dank eines guten Selbstvertrauens traut es sich zu, Neues auszuprobieren. Es fühlt sich nicht mehr herabgesetzt und überwältigt, wenn es einen Misserfolg erlebt. Es fällt hin und steht wieder auf.

Der bei der Präsenzsitzung anwesende Elternteil berichtet häufig von ähnlichen persönlichen Gewinnen.

Wenige Worte, die viel aussagen. Ein Genuss für die Therapeutin!

**Merkkasten**

Mit dieser Form der individualisierten Kommunikation entsteht im Kind das Vertrauen, selbst die Verantwortung zu übernehmen. Es wendet seine neuerworbenen Kompetenzen schnell auch auf seinen Alltag an.

Jetzt sind Sie dran!

# Anhang: Der Kreativitätskoffer

## Die magnetischen Hände

Diese Übung kann im Einzelsetting oder in der Gruppe durchgeführt werden. Zwei bis drei Minuten reichen aus.

Hier ein Beispiel, das an den Kontext anzupassen ist:

- *»Ich lade dich ein, deine Hände so zu halten … als ob du in die Hände klatschen wolltest.«* (vormachen):
  - *Ellbogen im 90°-Winkel gebeugt*
  - *Hände vor dem Oberkörper*
  - *Handflächen befinden sich gegenüber voneinander*
  - *Abstand von 10–20 cm*
  - *Finger leicht gespreizt.*
- *»Du kannst diese Übung mit offenen oder geschlossenen Augen machen. Oder lass deine Augenlider sich von alleine schließen. Jetzt kannst du versuchen, in deiner Vorstellung den Knopf in deinem Gehirn zu finden, den Schalter, der deine beiden Hände in Magnete verwandelt. Ich weiß nicht, wie … Du allein weißt, wie es geht. Los geht's!«*

*Beobachten und bestätigen (Schließen der Augenlider oder nicht; Bewegung der Hände, der Finger oder nicht usw.)*

- *»Ich schlage dir vor, die Anziehungskraft der Magnete zu steigern … nur ein wenig … so wie es für dich angenehm ist … Und beobachte, was sich vielleicht darin tut, in diesen Händen, diesen Handgelenken, diesen Fingern … Nur beobachten … Du musst nichts tun … Du kannst alles von allein geschehen lassen … Einfach nur beobachten …«*

*Der Ausdruck »diese Hände« wird anstelle von »deine Hände« dissoziativ gebraucht. Das schafft eine Distanzierung zwischen dem Kind und seinen Händen und damit eine gesteigerte Fokussierung.*

*Beobachten und bestätigen (Bewegung der Finger; nonverbale Zeichen wie Lächeln, Erstaunen etc.)*

- *»Sehr gut … Wenn du bereit bist, dann schalte ganz einfach … den Schalter aus … und trenne die Verbindung … und lass diese Hände ihr vertrautes Gefühl wieder finden … Sehr gut … Schüttle sie gut aus.«* (vormachen)

Die Person bitten, ihr Erleben und Empfinden während dieser Übung zu beschreiben. Achtung: Kinder sind schnell!

## Der Lieblingsort

Diese Übung kann im Einzelsetting oder in der Gruppe durchgeführt werden.

Zwei bis fünf Minuten reichen aus.

Es folgt ein Beispiel – die Variationsbreite geht gegen unendlich!

- *»Ich frage mich, ob ein Teil von dir vielleicht ganz woanders hingehen möchte während dieses langen und langweiligen Gesprächs mit deinen Eltern.«*
- *»Ich schlage dir vor, in wenigen Augenblicken irgendwo anders hinzugehen, so wie du es sonst so gut machst, glaube ich wenigstens … wie in der Schule, wenn der Lehrer dich langweilt … nicht wahr?* (mögliche Kopfbewegungen oder Lächeln des Kindes bestätigen) *… du bleibst gemütlich auf deinem Stuhl sitzen und in deinem Kopf gehst du weit weg … an den Strand, zu deinen Freunden, ins Konzert, ins Kino … ich weiß nicht, wohin … an einen Ort, wo du viel Spaß hast … angenehm, ruhig … wo alles gut läuft … wo du dich wohlfühlst … weit, weit weg …«*
- *»Weißt du … deine Eltern können dasselbe machen, wenn sie möchten … warum eigentlich nicht …«* (Einladung an die anderen Anwesenden)

*Beobachten und bestätigen. Oft schließen sich die Augenlider oder es senkt sich der Kopf.*

- *»Du weißt, wie es geht. Genau … ich lade dich ein, ganz einfach dorthin zu gehen, in deinem Kopf, dort … ich weiß nicht, wo … wo du Spaß hast … wo du dich entspannst … dich ablenkst* (vage bleiben). *Ich weiß nicht, wo … Du allein weißt, wohin du gehst … Das ist großartig … Was noch unglaublicher ist, interessanter zu be-*

*obachten ... ist, dass während du dort bist, ziemlich weit weg, und einfach nur genießt, ein Teil von dir weiß, dass du hier in Sicherheit bist ... Ein Teil von dir kann meiner Stimme folgen, mich reden hören und mich sehen* (wenn Augen geöffnet).«

Fakultativ: Die Einführung des VAKOG macht die Erfahrung länger und intensiver:

- »*Ich frage mich, was deine Ohren dort hören ... ganz weit weg ...*
- *Und deine Augen? ... Was bestaunen sie gerade?*
- *Wie fühlt sich deine Haut an? ... Spürt sie die Wärme der Sonne, spürt sie den Wind?*
- *Beobachte mal, welche Düfte oder Gerüche deine Nase einfängt ... Riecht sie einen besonderen Duft oder nicht? Sehr gut ...*
- *Vielleicht ... bist du gerade dabei, deinen Lieblingsnachtisch zu schmecken ... Ich weiß nicht, was das ist ...*
- *Sehr gut ... Du kannst einige Zeit dortbleiben, es dir gutgehen lassen, und sobald du bereit bist, bitte ich dich, einfach und vollständig ins Hier und Jetzt zurückzukommen ... hier in unser Zimmer ... Sehr gut.*«

Im Anschluss einige Minuten der Reflexion und des Austauschs.

## Metaphern und Geschichten

Metaphern sind kleine Geschichten, die auch Eltern ihren Kindern erzählen können. Die versteckten Vergleiche mit dem Problem des Kindes präsentieren ihm eine neue Sichtweise. Sie säen Bilder, eine neue Art, die Dinge zu betrachten, und sprechen zum Unbewussten. Metaphern erlauben also, mögliche Lösungen auf indirekte Art und Weise anzubieten.

Sie sind von entscheidender Bedeutung, sowohl in der Phase der Gesprächshypnose als auch der formellen Hypnose (Hammond 2009; Mills 2014). Sie sind in allen Altersgruppen wirksam.

Die speziell für die Enuresis gedachten Geschichten zielen zumeist auf jüngere Kinder ab, da sie in der Regel über eine sehr durchlässige Grenze zwischen Imagination und Wahrnehmung der Realität verfügen. Viele weitere Geschichten sind auf digitalen Plattformen und in anderen Büchern zu finden. Um die Vorstellungskraft eines Kindes zu fesseln, muss man jedoch auf seine Vorlieben eingehen und die Geschichte maßschneidern. Die Worte müssen zum Kind sprechen!

**Die Stute**

Es war einmal eine Stute, die auf einem großen Bauernhof weit weg von der Stadt lebte. Jeden Tag gab es reichlich zu tun für alle Tiere, die Bauersfrau und ihre fünf Kinder. Die Stute trabte von morgens bis abends. Jeden Morgen begann sie ihren Tag damit, zum Brunnen zu laufen, der einige Kilometer entfernt war, um den Eimer, der an ihrem Geschirr befestigt war, mit Wasser zu füllen. Dieses Wasser konnte sie dem Federvieh zu trinken geben. Weil sie aber die Gewohnheit hatte, schnell zu galoppieren, schaukelte der Eimer von rechts nach links, und ein großer Teil des Wassers landete auf dem Weg. Wenn sie vor dem Hoftor ankam, war der Eimer nur noch halbvoll. Also gab es nicht genügend Wasser, um den Durst aller Hühner und Gänse zu stillen, und sie musste ein zweites Mal zum Brunnen traben.

Eines schönen Tages geschah es, dass die Stute auf dem Rückweg vom Brunnen einen traumhaft schönen Schmetterling vor sich herfliegen sah. Seine Flügel waren von einer außerordentlichen Pracht. Sie folgte ihm mit dem Blick. Weil sie ihn nicht erschrecken wollte, trottete sie sehr langsam und machte ganz kleine Schritte. Sie begleitete den Schmetterling den ganzen Weg entlang. Als sie auf dem Hof ankam, war der Eimer noch bis oben hin voll, weil er nicht geschaukelt worden war. Die Bauersfrau begann, die Stute zu schlagen, weil sie mehr Zeit als gewöhnlich gebraucht hatte. Aber als sie sah, dass der Eimer bis oben hin voll war, lobte sie die Stute von ganzem Herzen. Dank des vollen Eimers konnten alle Tiere ihren Durst stillen. Die Stute hatte an diesem Tag nur einmal die Strecke zum Brunnen und zurück gemacht; sie konnte anschließend die Zeit damit verbringen, mit ihren Freundinnen auf dem Hof und den Kindern zu spielen.

Und dank des vielen Wassers fühlten sich Hühner und Gänse verwöhnt und wohl und legten viel mehr Eier als gewöhnlich. Die Bäuerin verkaufte mehr Eier und konnte neue Hühner und Gänse kaufen, die noch mehr Eier legten.

Von diesem Tag an nimmt sich die Stute immer Zeit, um zum Brunnen zu laufen, denn jetzt muss sie jeden Tag zwei Eimer für die vielen Tiere holen. Sie balanciert die beiden Eimer vorsichtig und achtet auf ihren Schritt und das Tempo. Sie genießt es, die Landschaft zu betrachten, dem Gesang der Vögel zu lauschen, den Duft der Blumen zu riechen, und manchmal kommt ein Schmetterling, ein Vogel oder eine Libelle vorbei und begleitet sie auf ihrem Weg. Die Strecke vom Brunnen bis zum Hof ist zu einem der schönsten Momente ihres Tages geworden.

**Der Bach, der Damm und die Boote**

Es war einmal in einem fernen Land, weit weg von hier, ein hübsches kleines Fleckchen Erde. Inmitten von Hügeln floss ein kleiner Bach. Die Kinder des winzig kleinen Städtchens liebten es, dort zu spielen, denn dort war es angenehm und frisch in der großen Hitze gegen Ende des Sommers.

Diesmal hatten die Kinder es eilig, mit ihrer »Flotte« zu spielen. Tatsächlich kamen sie alle zusammen, um ihre kleinen Bötchen zu bauen, nachdem sie in der Schulküche frische Walnüsse gegessen hatten. Sie hatten die eine Hälfte der Nussschale mit Kaugummi gefüllt. Den Mast bildete ein Streichholz, an dem als Segel das Blatt eines Apfelbaums befestigt war. Die kleinen Boote schwammen gut im Waschbecken des Klassenzimmers.

»Los, lassen wir sie alle im kleinen Bach schwimmen!«, rief eines der Kinder. »Ausgezeichnete Idee!«, antwortete ein anderes Kind.

Und alle sprangen mit einem Satz auf und rannten zum kleinen Bach, der an der Dorfschule entlangfloss.

Der kleine Bach war leicht mit großen Schritten zu überqueren oder mit einem Riesensprung. Er war auch leicht zu durchschreiten, weil er an manchen Stellen nicht besonders tief war. Das Wasser war glasklar und frisch. Der Grund war mit Steinen bedeckt, zwischen denen sich kleine Krebse und Forellen tummelten.

Das erste Boot wurde in den Bach gesetzt. Die Kinder waren aufgeregt und liefen ihm am Bach entlang hinterher. Die Strömung war ziemlich stark, das Boot schlängelte sich geschickt zwischen den Steinen hindurch; dann kenterte es plötzlich.

»Und wenn wir nun einen kleinen Staudamm mit den Steinen bauen, dann ist die Strömung nicht so stark«, schlug eins der Kinder vor.

Alle Kinder stellten sich mit den Füßen ins Wasser und bauten einen kleinen Staudamm. Und der kleine Bach verwandelte sich in einen kleinen See, mit nur ein wenig Strömung entlang des Ufers. Alle Boote wurden nun auf die Wasseroberfläche oberhalb des Staudamms gesetzt. Eine kleine Brise trieb sie ganz sanft den Bach hinunter bis zum Staudamm, ohne dass sie umkippten. Wie schön das war!

Am Staudamm angekommen, nahmen die Kinder ihre Boote wieder aus dem Wasser, öffneten den Damm für einen Moment und schlossen ihn dann wieder. Sie liefen wieder nach oben, um die Boote erneut ins Wasser zu setzen, und bewunderten, wie sie ganz sanft noch einmal hinuntertrieben ...

Und so verbrachten sie einen ganzen Nachmittag damit, den Damm zu schließen, zu öffnen und wieder zu schließen und die Boote beim Herunterfahren zu bestaunen ...

Du kannst dir vorstellen, wie glücklich sie waren, so eine schöne Zeit miteinander zu verbringen. Und du kannst dir vorstellen, dass sie, als sie später zu Hause beim Abendessen saßen, ihren Eltern und Geschwistern davon erzählten! Außerdem frage ich mich, wovon sie in dieser Nacht träumten!

**Die Astronautin**

Es ist noch gar nicht so lange her, da hat man eine Astronautin auf eine »Top Secret«-Mission geschickt. Diese Mission war so geheim, dass niemand darüber sprach ... Weder die Fernsehreporter noch die sozialen Medien ... Weder das Radio noch die Zeitungen ... Einfach niemand ... Also »Top Secret« ...

Diese Astronautin, eine Geheimagentin, musste für diese Mission weit, weit weg ... auf einen Himmelskörper mit dem Namen »Planet Furztrocken«. Dieser Planet wird so genannt, weil niemand ... kein Kind auf diesem Planeten Pipi ins Bett macht. Sie sind alle trocken.

Die Astronautin war sehr stolz darauf, dass sie auf diese Mission geschickt wurde. Nach einer sehr langen Reise jenseits aller bisher bekannten Planeten landete sie auf diesem mysteriösen Stern. Dort wurde sie mit großen Ehren empfangen.

Sie war ziemlich neugierig darauf zu erfahren, wie das möglich war. Da ... weit weg ... entdeckte sie, dass die Kinder eine spezielle Maschine erfunden hatten mit dem Namen »Pipi-Deaktivator«. Als sie die Maschine mit all ihren Vorteilen sah, fragte sie, ob sie diese außergewöhnliche und mächtige Maschine mit zum Planeten Erde nehmen könne.

»Du könntest einen Nachbau mitnehmen und ihn für die Erdenkinder nutzen, die ihn brauchen«, antwortete der Herrscher des Planeten Furztrocken. Und seitdem geht der Pipi-Deaktivator von Haus zu Haus, um Kindern dabei zu helfen, die ganze Nacht über trocken zu bleiben.

**Der Kaiser Bumi und sein nasser Schlafanzug**

Es war einmal ein Kaiser mit dem Namen Bumi ... Bumi ist das oberste Oberhaupt der Stadt Omashu. Er ist sehr stolz und fühlt sich ungemein mächtig. Außerdem besitzt er einen riesigen Kleiderschrank voll mit Schlafanzügen.

Jeden Tag wechseln ihm zwei seiner Diener die Bettwäsche und den Schlafanzug ... Aber das darf niemals unter den Bewohnern seines Reiches bekannt werden. Der allmächtige Kaiser Bumi hat ein Geheimnis: Er macht jede Nacht Pipi in sein Bett.

Eines Tages bestellt er einen Schlafanzug, der aus einem ganz besonderen Stoff genäht ist ... dem schönsten Stoff der Welt. Dieser Stoff hat allerdings die Eigenschaft, sich blau zu verfärben, wenn er nass wird.

Eines Nachts zieht der stolze Kaiser den besonderen Schlafanzug an. Morgens entdeckt er einen kleinen blauen Flecken. Er war wohl während der Nacht entstanden.

Als er sein Frühstück einnimmt, fragen sich die Diener des Palastes, warum da ein blauer Fleck ist. Der Kaiser denkt: »Meine Schneider haben mir gesagt, dass dies der schönste Stoff in meinem Reich ist; das ist der Grund, warum mich alle Welt so genau anschaut« ... Genau in diesem Moment nähert sich ein kleiner Junge dem Kaiser und sagt mit lauter Stimme: »Der Kaiser Bumi hat Pipi ins Bett gemacht!«

Nun wird Bumi klar, dass er dieses sein Geheimnis nicht mehr länger für sich behalten kann. Welche Schande! Welch Ungeschick!

Also lässt er den großen Weisen Iroh kommen, der ihn lehrt, seine – Bumis – Allmacht auch im eigenen Körper in die Tat umzusetzen. Jeden Abend stellt er sich das Bollwerk seiner Burganlage als Mauer seiner Blase vor, die vom General seiner Armee, der sich in seinem Gehirn positioniert hat, gut bewacht wird. Nach einigen Tagen gelingt es ihm, sein Problem ganz alleine zu lösen.

**Sug Arman, das Erdmännchen**

(übertragen aus »Sugar Man Meerkat« von Linda Thomson)

Sug Arman war ein Erdmännchen. Diese kleinen Tiere gehören zur Familie der Mangusten. Wie Wiesel und Frettchen haben sie einen langgestreckten, schlanken Körper und einen langen Schwanz.

Sug Arman und seine große Familie, seine Onkel, Tanten, Cousins und Cousinen, die ursprünglich aus der Kalahari-Wüste in Südafrika stammten, lebten nun im Zoo. Dank ihrer Fähigkeit, aufrecht auf den

Hinterbeinen stehen zu können, werden Erdmännchen auf Spanisch »kleine Wüstenmenschen« genannt. Sie leben in großen Familien zusammen, um die 40 Tiere, und sind gut darin, zusammenzuarbeiten.

Die Mutter von Sug Arman sammelte Käfer, Skorpione und kleine Reptilien, während sein Vater, der kaum 30 cm maß, sich auf seine Hinterfüße stellte, um seine Familie zu bewachen. Er hielt nach Raubtieren wie Adlern und Kobras Ausschau. Erdmännchen haben sehr gute Augen, die einen Adler aus 300 m Entfernung erblicken können. Wenn ein Raubtier sich näherte, kämpfte Sug Armans Vater vehement, um seine Familie zu verteidigen. Andere Mitglieder seiner großen Familie kümmerten sich um Sug Arman und die anderen kleinen Erdmännchen.

In der Wüste wird es nachts recht kalt; daher schlafen alle Erdmännchen eng zusammen in einem großen Fellhaufen. Das war für Sug Arman ein Problem, denn er machte noch Pipi ins Bett. Das beunruhigte ihn. Also sprach er eines Tages mit seinem Freund Harry, dem Hypno-Potamus, einem Nilpferd.

»Vielleicht kann Dr. Dan, der Tierarzt des Zoos, dir helfen«, sagte Harry.

»Ich werde sofort zu ihm gehen«, antwortete Sug Arman.

Dr. Dan erklärte Sug Arman, wie sein Gehirn und seine Blase den ganzen Tag lang perfekt funktionieren: »Deine Nieren produzieren den Urin; das ist das, was man Pipi nennt«, sagte ihm Dr. Dan. »Das Pipi läuft wie durch eine Kanalisation zur Blase hin. Wenn deine Blase voll ist, schickt sie eine Nachricht an dein Gehirn, die sagt, dass du losgehen sollst, um die Blase zu leeren und das Pipi rauszulassen. Solange du nicht da bist, wo du sein musst, um Pipi zu machen, schickt dein Gehirn eine Nachricht an den Schließmuskel deiner Blase, damit der dichthält und das Pipi in der Blase bleibt. Sobald du bereit bist, sagt dein Gehirn dem Schließmuskel, dass er sich entspannen und das Pipi rauslassen soll.«

»Ein Tag hat 1440 Minuten«, fügte Dr. Dan hinzu. »1439 Minuten lang arbeiten dein Gehirn und deine Blase perfekt zusammen. Für nur eine Minute in der Nacht klappt die Zusammenarbeit der beiden aus irgendeinem Grund nicht; die Nachrichten zwischen Gehirn und Blase werden dann, warum auch immer, nicht ausgetauscht.«

Und noch etwas sagte Dr. Dan: »Dein Gehirn ist wie ein Computer. Der hat verschiedene Programme, die anzeigen, was dein Körper zu tun hat. Du kannst diese Programme ändern.«

Sug Arman stellte sich diesen Computer in seinem Gehirn vor. Er programmierte die Signale zwischen Gehirn und Blase auf Erfolg. Er stellte seinen Computer so ein, dass er jede Nacht trocken blieb. Sug Arman vergewisserte sich, dass alle Schaltungen von seiner Blase zum Gehirn und zurück korrekt arbeiteten. Wenn seine Blase voll war, wurde eine Nachricht an sein Gehirn geschickt. Sein Gehirn wiederum schickte eine Nachricht an den Muskel, geschlossen zu bleiben, wie versiegelt und blockiert ... die ganze Nacht ... Nacht ... Nacht ... Sug Arman vergewisserte sich außerdem noch, dass der Computer in seinem Gehirn einen Notfallplan hatte. Manchmal, wenn die Blase eine Botschaft ans Gehirn schickte, würde sein Gehirn ihn wecken, damit er nach draußen auf die Erdmännchen-Toilette gehen könnte, um Pipi zu machen.

Und da Erdmännchen, wie bereits erwähnt, in einer kooperativen Gemeinschaft leben, in der man sich gegenseitig hilft, beschlossen manche Gruppenmitglieder, Sug Arman daran zu erinnern, dass er nur ein Glas Milch beim Abendessen trinkt. Andere wiederum wollten ihn immer daran erinnern, vor dem Schlafengehen Pipi zu machen.

Sug Arman sagte zu ihnen: »Danke, dass ihr mir helfen wollt, aber das ist meine Angelegenheit. Ich werde der Chef meines Pipis sein.«

Sug Arman trank tagsüber so viel Wasser und Milch, wie er Lust hatte, aber nur ein kleines Glas Milch während des Abendessens. Danach trank er nichts mehr. Jeden Abend machte Sug Arman Pipi, bevor er sich zu seiner Familie in den Fellhaufen legte. Er stellte sich den Computer in seinem Gehirn vor, wie er perfekt funktionierte. Sobald sich seine Blase füllte, schickte sie dem Gehirn eine Nachricht. Das Gehirn schickte eine Nachricht an den Schließmuskel, damit er die ganze Nacht über perfekt verschlossen blieb. Sug Arman stellte sich vor, dass er trocken im Fellhaufen der Erdmännchen aufwachen würde. Wie glücklich er sich dabei fühlte! Und wie das auch allen anderen Erdmännchen gefiel, die alle trocken im Fellhaufen schliefen!

Wenn er sich schlafen legte, wiederholte er: »Bleib gut, gut, gut geschlossen ... die ganze, ganze, ganze Nacht.«

Sug Arman führte einen Kalender für seine trockenen Nächte, den er Dr. Dan zeigen wollte. Immer wenn er seinen Kalender betrachtete, erinnerte sich Sug Arman daran, was für ein guter Chef seines Pipis er war. Jeden Morgen, an dem Sug Arman trocken erwachte, malte er ein lächelndes Gesicht in seinen Kalender. Schon bald zeichnete er Tag für Tag das lächelnde Gesicht. Und das zauberte ein großes Lächeln auf sein eigenes Gesicht. Er liebte es, Chef seines Pipis zu sein. Alle anderen Erdmännchen, die von da an immer trocken in diesem Fellhaufen schliefen, waren auch sehr glücklich.

Sug Arman hat das Problem, das er hatte, ganz alleine gelöst, einzig dadurch, dass er Hypnose und seine eigene Vorstellungskraft nutzte.

# Danksagung

An meine Mentoren aus der ganzen Welt dafür, dass sie ihr Wissen während der vielen Fortbildungen und Kongresse mit mir geteilt haben. Sie sind zu zahlreich, um sie hier zu nennen. Sie werden sich beim Lesen des Buches wiedererkennen.

An meine liebe langjährige Kollegin und Freundin Dr. Myriam Michel für ihre Unterstützung. Ohne sie wäre dieses Buch nicht zustande gekommen.

An meine Familie, die meine berufsbedingten Abwesenheiten in all den Jahren meiner Tätigkeit erlebt hat.

Und vor allem an meine Helden:

- die Jüngeren (die Kinder und Jugendlichen), die mir bei jedem Treffen Vertrauen geschenkt haben und das Vergnügen zu spielen und gleichzeitig meine Arbeit zu erledigen.
- die weniger Jungen (die Eltern und Bezugspersonen), die mir ihre Kinder anvertraut haben, um diese intensive persönliche Arbeit zu leisten und Zeugen der positiven Veränderung ihrer Kinder zu werden.

# Literatur


Bayne, A. P. (2023): Self-guided online medical hypnosis Program improves dry nights in children with nocturnal enuresis in a prospective single-center pilot study. *Clinical Pediatrics* 63 (5).

Hammond, C. (2009): Métaphores et suggestions hypnotiques (Le Germe). Brüssel (Satas). [am. Orig. (1990): Handbook of hypnotic suggestions and metaphors (Norton Professional Books). New York (Norton).]

Kohen, D. P. e. K. Olness (2024): L'hypnose avec les enfants. Brüssel (Satas). [engl. Original (2023): Hypnosis with children. London (Routledge), 5th ed.]

Lazarus, J. (2014): Keeping the bed dry [Video]. Verfügbar unter: www.keepingthebeddry.com [18.03.2025].

Michel, M. (2017): Hypnose médicale et énurésie nocturne chez l'enfant. Mémoire, Diplome Universitaire d'Hypnose Médicale de la Faculté de Médicine Pierre et Marie Curie.

Mills, J. C. a. R. J. Crowley (2014): Therapeutic metaphors for children and the child within. London (Routledge), 2nd ed. [frz. (2013): Métaphores thérapeutiques pour les enfants et l'enfant intérieur. Brüssel (Satas) / dt. (2021): Therapeutische Metaphern für Kinder und das Kind in uns. Heidelberg (Carl-Auer), 5. Aufl.]

Olness, K. (1975): The use of self-hypnosis in the treatment of childhood nocturnal enuresis. A report on 40 patients. *Clinical Pediatrics* 14 (3): 273–279.

Thomson, L. (2011): Harry the Hypno-Potamus. Metaphorical tales for the treatment of children. Williston (Crown House).


## Weiterführende Literatur


Bierbaum-Luttermann, H. u. S. Mrochen (2019): Klinische Hypnose und Hypnotherapie mit Kindern und Jugendlichen. Paderborn (Junfermann).

Mrochen, S., K. L. Holtz u. B. Trenkle (Hrsg.) (2015): Die Pupille des Bettnässers. Hypnotherapeutische Arbeit mit Kindern und Jugendlichen. Heidelberg (Carl-Auer), 8. Aufl.

Olness, K. u. D. P. Kohen (2001): Lehrbuch der Kinderhypnose und -hypnotherapie. Heidelberg (Carl-Auer), 3. Aufl. 2022.

Signer-Fischer, S., T. Gysin u. U. Stein (2009): Der kleine Lederbeutel mit allem drin. Hypnose mit Kindern und Jugendlichen. Heidelberg (Carl-Auer), 3. Aufl. 2014.

Sugarman, L. I. a. W. C. Wester (2014): Therapeutic hypnosis with children and adolescents. Williston (Crown House), 2nd ed.

## Über die Autorin

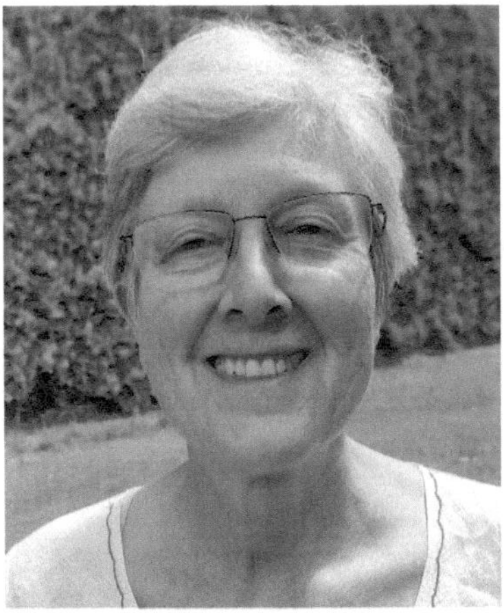

*Danièle Lonchamp,* Kinderärztin und Hypnotherapeutin; Medizinstudium in Lyon, Frankreich; Ausbildung zur Fachärztin für Pädiatrie in San Francisco, USA; seit mehr als 20 Jahren als Beraterin in der pädiatrischen Abteilung des Regionalkrankenhauses von New Plymouth, Neuseeland, tätig.

Susy Signer-Fischer

## Schlafhund, Schutzanzug & Co.

Hypnosystemische Methoden
zur Unterstützung der jugendlichen Entwicklung

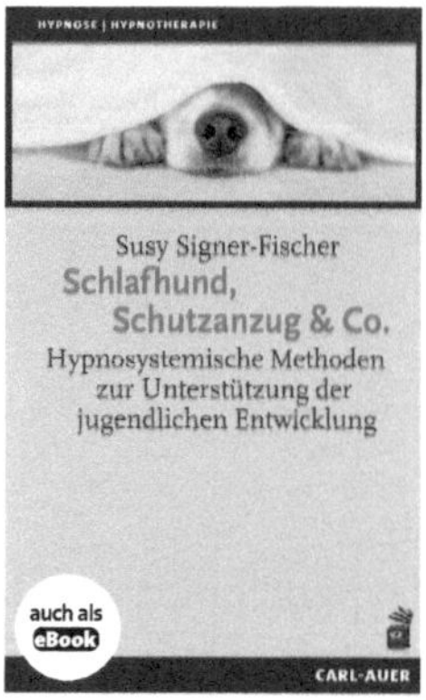


*430 Seiten, 29 Abb., Kt, 2022*
*ISBN 978-3-8497-0440-7*

Die Entwicklung von Kindern und Jugendlichen hält nicht immer Schritt mit den wachsenden Herausforderungen, denen sie ausgesetzt sind. Eine hypnosystemisch fundierte Beratung oder Therapie kann hier die gesamte Familie unterstützen und entlasten. Susy Signer-Fischer vermittelt in diesem Buch ausführlich die Grundlagen und die Praxis für diese Arbeit. Es umfasst die typischen Herausforderungen, Schwierigkeiten und Störungen in diesem Lebensabschnitt, von Angst bis Zwänge. Beginnend bei Abklärung und Diagnostik wird für jedes Thema zunächst die Arbeitsweise allgemein dargestellt, dann werden anhand von Fallbeispielen mögliche Vorgehensweisen und Interventionen beschrieben. Dabei behält die Autorin immer die übergreifenden Lebensthemen im Blick: Selbstwirksamkeit, Selbstwert, Identitätsfindung, Leistung, Grenzen und Raum, Umgang mit anderen Menschen und Lebenslauf. Das Buch ist auch geeignet für das Erwachsenenalter, wenn zu bestimmten Themen ein nachträglicher Aufbau oder ein Nachholen nötig ist. Ein Sachregister ermöglicht im Praxisalltag den schnellen Zugriff auf das jeweils betreffende Thema.

*„Das Buch ist eine große Schatzkiste für alle, die mit Kindern und Jugendlichen arbeiten: Rund 100 unterschiedliche Interventionen und zahllose Fallbeispiele, die fast die gesamte Lebenswirklichkeit junger Menschen umfassen, regen an, die eigene therapeutische Praxis zu verändern. In den Fallbeispielen kann man der Autorin über die Schulter schauen und sich von ihrer großen Expertise und Kreativität inspirieren lassen. Das Buch sollte in keinem Bücherschrank von Kinder- und Jugendlichentherapeut:innen fehlen.“*

Reinert B. Hanswille

**Carl-Auer Verlag • www.carl-auer.de**

Michael Bohne | Sabine Ebersberger

# Selbstwert. Einfach. Stark

## Der Selbstwert-Generator für junge Menschen

*124 Seiten, Wire-o-Bindung*
*2. Aufl. 2023*
*ISBN 978-3-8497-0365-3*

- Mehr als 7000 kraftvolle Affirmationen für jungen Menschen, die Lust haben, ihr Selbstwertgefühl zu stärken
- Funktioniert in Selbstanwendung , Psychotherapie, Coaching und Schule
- Hilft, mit Humor und Leichtigkeit anregende und passgenaue Sätze für Themen und Bedürfnisse junger Menschen zu bilden

Ein starkes, gefestigtes Selbstwertgefühl unterstützt junge Menschen in der positiven Entwicklung ihrer Identität und in ihrer Selbstannahme. Der Selbstwert-Generator hilft mit Leichtigkeit und Zuversicht, ein gesundes, positives Selbstbild auf- und auszubauen. Seine 4 mal 60 Bausteine ermöglichen zahlreiche stärkende Sätze für eine Vielzahl unterschiedlicher Lebensthemen und Kernbedürfnisse, vom Jugend- bis ins junge Erwachsenenalter.

Der besondere Clou des Selbstwert-Generators ist, dass er Sätze sowohl für einen selbst als auch in Form kleiner Botschaften für andere bereitstellt – je nachdem welche Seite man benutzt. Neben den Jugendlichen selbst unterstützt der Selbstwert-Generator alle, die mit jungen Menschen zu Hause, in Schule und Ausbildung oder in Therapie und Training zusammenkommen.

**Carl-Auer Verlag • www.carl-auer.de**

Michael Bohne | Sabine Ebersberger (Hrsg.)

# Entwicklung empowern mit PEP

## Prozess- und embodimentfokussiert arbeiten mit Kindern und Jugendlichen

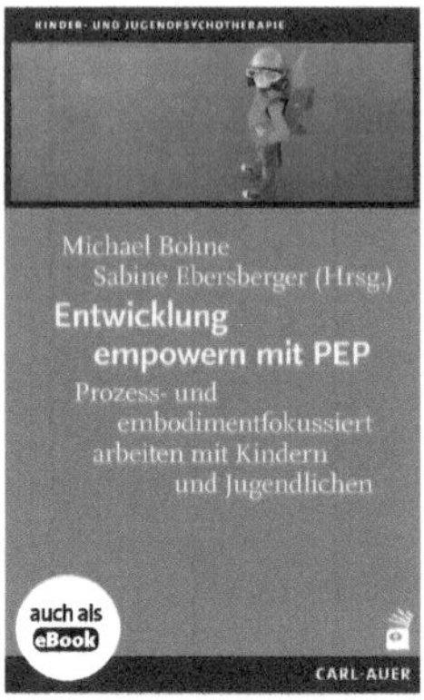


Mit einem Geleitwort
von Tobias Renner

*245 Seiten, 12 Abb., Kt, 2022*
*ISBN 978-3-8497-0442-1*

Angststörung und Depression zählen mittlerweile zu den am häufigsten vergebenen Diagnosen im Kindes- und Jugendalter. Die Prozess- und Embodimentfokussierte Psychologie (PEP) gibt Kindern und Jugendlichen einfache, leicht zu erlernende Techniken zur Selbsthilfe an die Hand, von denen sie unmittelbar profitieren. Michael Bohne, Sabine Ebersberger und ihre Mitautor:innen zeigen hier, wie PEP erfolgreich im Praxisalltag von Kinder- und Jugendpsychiatrie/-psychotherapie, Pädagogik und Beratung eingesetzt werden kann. Die Beiträge behandeln neben verbreiteten Phänomenen wie Angst oder Wutanfällen auch ausgewählte Praxisfelder wie ADHS, Autismus, Hochbegabung und Trauma. Weitere Kapitel widmen sich besonderen Krisensituationen sowie dem Kontext Schule bzw. Kita. Allen Beiträgen liegt eine einheitliche Struktur zugrunde. Umfangreiches Onlinematerial mit Arbeitsblättern und ansprechenden Illustrationen ergänzt den Band.

Mit Beiträgen von: Stefan Bettels · Marie-Ann von Detten · Ulla Engelhardt · Stefan Fischer · Cornelia Götz-Kühne · Sandra Hehrlein · Julia Hennig · Gunter Joas · Stefanie Kirschbaum · Josephin Lorenz · Gabriele Maderböck · Mélanie Maur · Emanuel Pavlić · Claudia A. Reinicke · Bettina Rohse · Detlef Scholz · Anja Thürnau.

**Carl-Auer Verlag • www.carl-auer.de**

Siegfried Mrochen | Karl L. Holtz | Bernhard Trenkle (Hrsg.)

## Die Pupille des Bettnässers

Hypnotherapeutische Arbeit
mit Kindern und Jugendlichen

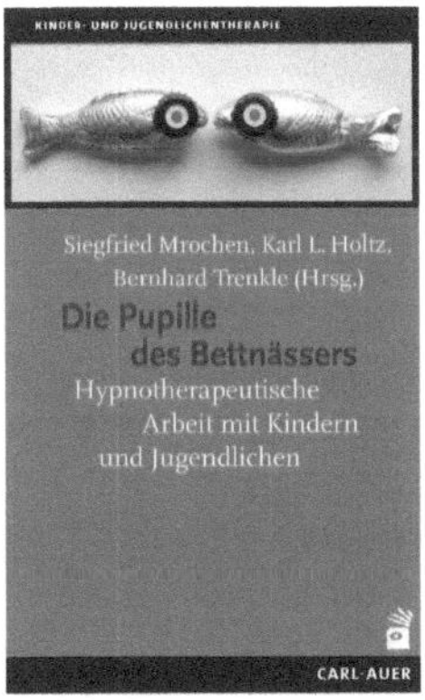


*350 Seiten, Kt, 8. Aufl. 2015*
*ISBN 978-3-89670-583-9*

Diese erste deutschsprachige Sammeldarstellung zum Thema „Hypnose mit Kindern“ erscheint mittlerweile in der achten Auflage. Die Fall- und Behandlungsberichte umfassen verschiedene Symptombereiche wie Asthma, Ängste, Sprachstörungen, Ticks, Konzentrationsstörungen, Leistungsversagen, Schlafstörungen, Bettnässen, Schmerz und Stress. Mit Beiträgen von: K. Balcar, S. LeBaron, H. Bierbaum-Luttermann, U. Gabert-Varga, P. Hain, K. L. Holtz, D. P. Kohen, S. Mrochen, G. Schmierer, S. Signer-Fischer, B. Trenkle, M. Vogt-Hillmann, Ch. Wirl.

*„Das Buch schildert in kreativer und vielfältiger Weise, wie man hypnotherapeutische Brücken zu Kindern schlagen und dann auch praktisch beschreiten kann. Ein ganz praktisch orientiertes Buch über Kinderhypnose, von Praktikern für ebensolche geschrieben. Wenn Sie etwas Fundiertes für die eigene Fortbildung suchen, sind Sie mit dieser ‚geballten Ladung' an Informationen gut beraten.“* Götz Renartz

*„Gefallen hat mir, daß immer wieder Einblicke in die Praxis gegeben werden, kleine Geschichten und Beispiele für das Tun. Das Inhaltsverzeichnis liest sich fast wie ein psychiatrisches Lehrbuch, das viele klassisch voneinander abgegrenzte Störungsbereiche abdeckt.“* Martin Brentrup

**Carl-Auer Verlag • www.carl-auer.de**

Daniel Bindernagel (Hrsg.)

## Die Eigensprache der Kinder

### Idiolektische Gesprächsführung mit Kindern, Jugendlichen und Eltern

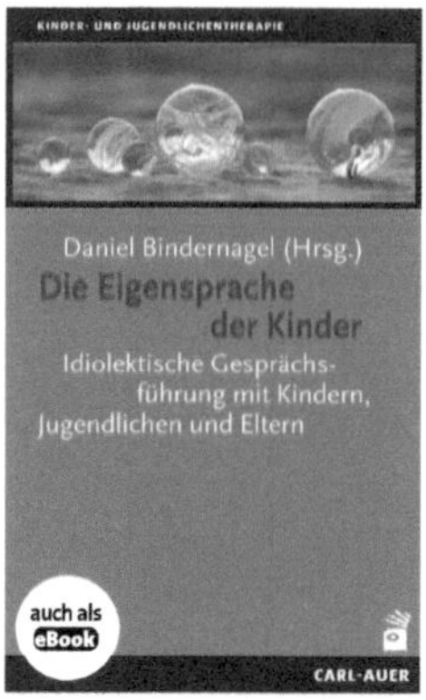


Mit einem Vorwort
von Therese Steiner

*279 Seiten, Kt, 2016*
*ISBN 978-3-8497-0054-6*

*„Daniel Bindernagel liefert uns in diesem umfangreichen Werk u. a. einen hervorragenden Überblick über die verschiedenen Forschungsergebnisse und Weiterentwicklungen zum Thema frühe Kindheit. Er vergleicht nicht nur gut nachvollziehbar die wichtigsten neueren Theorien, sondern zeigt auch eine mögliche Integration von Ergebnissen aus der Säuglings- und der Bindungsforschung in tiefenpsychologisch orientierte Therapiekonzepte auf. Als Psychoanalytiker fühle ich mich durch den Anspruch der Idiolektik, mit dem Klienten einen kognitiven, emotionalen und vegetativ-körperli- chen ganzheitlichen Zugang zu seinem Selbsterleben gestalten zu können, auf motivierende Art herausgefordert.*

*Für mein Anliegen, Kinder darin zu unterstützen, ihre „Eigensprache" und sich selbst mehr zu finden, finde ich in diesem Buch umfangreiche und hervorragende Orientierungshilfen. Es öffnet uns auf anregende Art mit vielen beeindruckenden konkreten Beispielen die Augen für einen inter- subjektiven Dialog zwischen Kindern und Erwachsenen und den Kindern untereinander."* Egon Garstick

*„Das Buch unterteilt die Entwicklung schön und folgerichtig von der Geburt bis zur Adoleszenz. Anschaulich wird die Theorie zur Entwicklung der Eigensprache altersgruppenspezifisch an einer Reihe von klinischen Vignetten dargestellt, die typisch für Problemstellungen sowohl in der Kinder- und Jugendpsychiatrie als auch in pädagogischen Kontexten sind. Ich empfehle dieses Buch von ganzem Herzen für erfahrene Profis, Psychotherapeuten in Ausbildung und neugierige Eltern gleichermaßen."*
Daniel S. Schechter

**Carl-Auer Verlag • www.carl-auer.de**